Dr. med. Ulrike Schäfer
Dr. med. Bernd Kitze
Prof. Dr. med. Sigrid Poser

Multiple Sklerose – mehr wissen, besser verstehen

- Alles über Diagnose, Verläufe und die besten Therapien für Sie

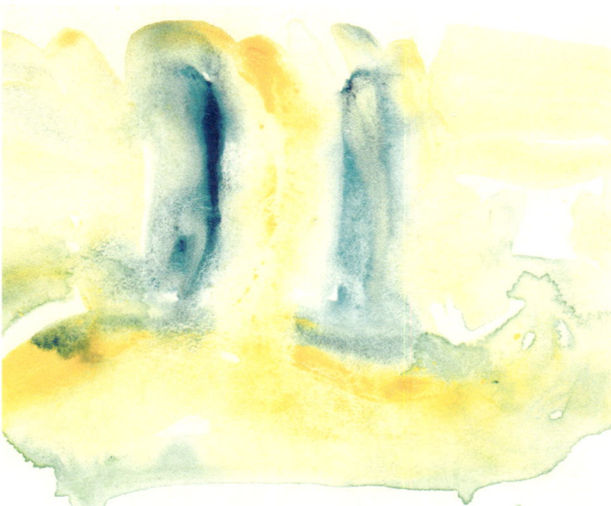

TRIAS

Inhalt

Symptome

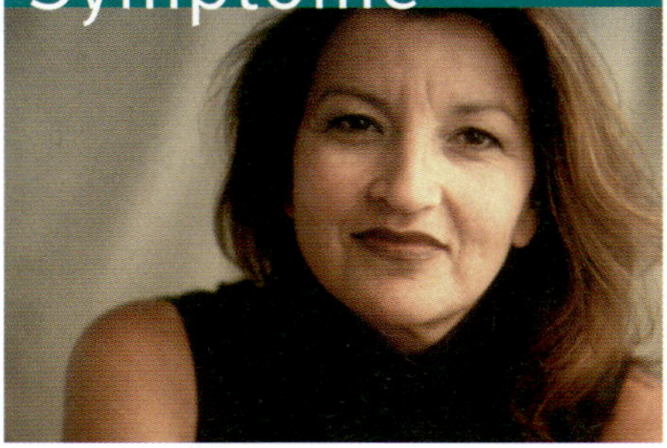

Wie zeigt sich Multiple Sklerose?

Diagnose

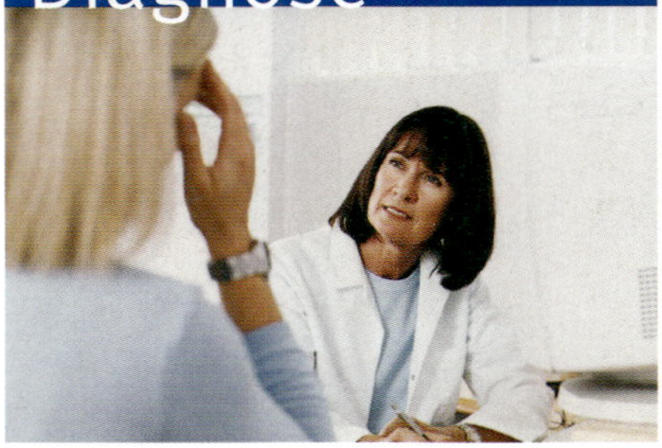

Die Krankheit erkennen

Ursachen

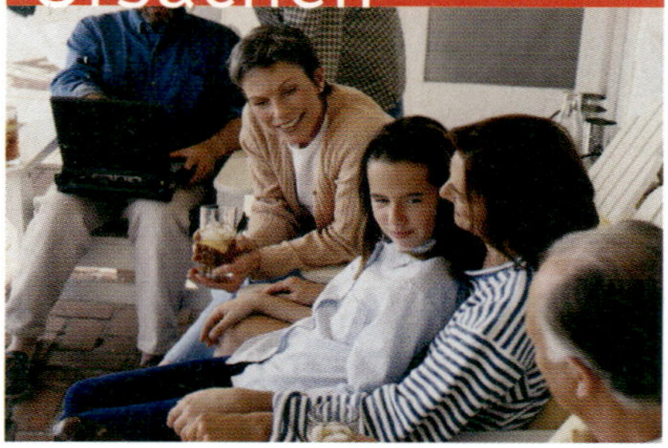

Warum entsteht eine Multiple Sklerose?

Therapie

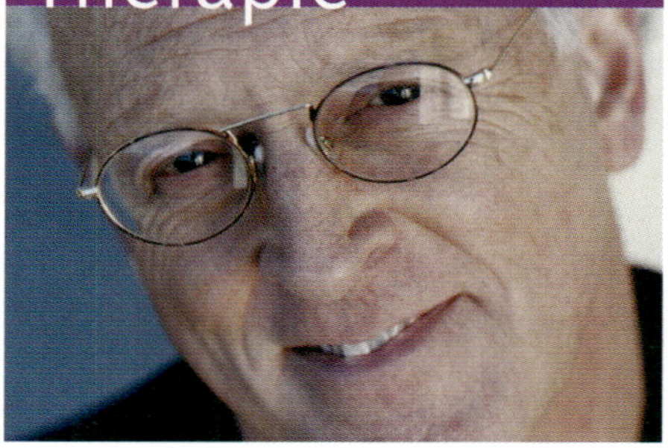

Wie der Arzt behandelt

Inhalt

Selbsthilfe

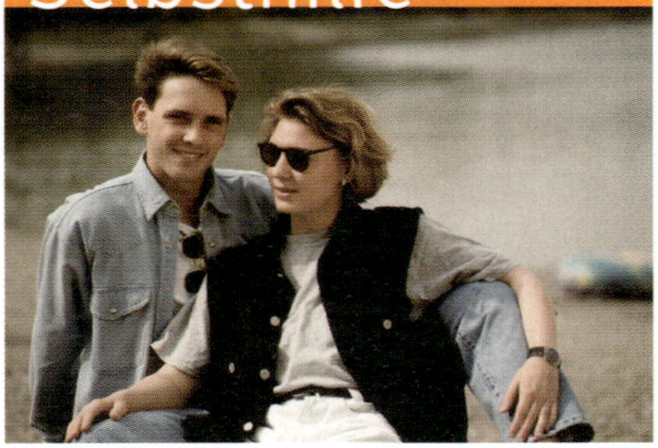

Mit MS leben

Service

Vorwort

Wenn Sie diese Aufzeichnungen zur Hand nehmen, haben Sie bereits von Ihrem Arzt erfahren, dass Sie Multiple Sklerose (meist MS abgekürzt) haben beziehungsweise dass der Verdacht auf MS besteht. Sie haben es vielleicht gehört und dennoch nicht wahrgenommen. Sie haben vielleicht Fragen gestellt, konnten sich aber auf die Antworten gar nicht richtig konzentrieren, weil die Tatsache, dass Sie MS haben, Sie zunächst völlig verwirrt machte. In Ihrem Kopf gingen möglicherweise mehr die Vorstellungen herum, die Sie von der MS aus Zeitungsberichten oder Fernsehkommentaren haben. Oftmals sind diese Informationen zu negativ. Durch die neuen Therapiemöglichkeiten hat sich diese Einstellung zur MS-Erkrankung deutlich positiv verändert.

Die letzten Wochen waren für Sie eine Qual: Sie haben gefühlt, irgendetwas geht in Ihrem Körper vor, irgendetwas stimmt nicht mehr; Sie mussten viele Untersuchungen über sich ergehen lassen und bis zum Ergebnis dieser Untersuchungen in Unruhe, Ungewissheit und Angst einerseits und mit Hoffnung und Zuversicht andererseits leben.

Oft ist bei erstmaligem Auftreten der Erkrankung keine eindeutige und sichere Diagnose möglich, und es kann nur der Verdacht ausgesprochen werden. Um von einer eindeutigen MS sprechen zu können, müssen mindestens zwei Krankheitsphasen (Schübe) vorliegen, mindestens zwei unterschiedliche Orte im Gehirn beziehungsweise Rückenmark betroffen und typische Veränderungen im Nervenwasser zu finden sein. Durch die Anwendung der Kernspintomographie lässt sich heute die Diagnose früher sichern. Sprechen die Nervenwasseruntersuchung, die Kernspintomographie und die klinischen Beschwerden für das Vorliegen einer MS, so kann schon nach einem ersten Schub die Diagnose der MS mit großer Wahrscheinlichkeit gestellt werden. Dies ist von Bedeutung, da inzwischen bereits nach dem ersten Schub eine Behandlung mit immunmodulatorischer Medikation zu erwägen ist (siehe S. 60 ff.).

Was hat sich jetzt – nachdem Sie die Diagnose wissen beziehungsweise vermuten – geändert? Sie haben die Gewissheit, an einer Krankheit zu leiden, die noch viele Fragen unbeantwortet lässt, die in ihrem Verlauf und in ihrem Beschwerdebild wechselt und von Patient zu Patient so verschieden ist, dass die Ungewissheit über Ihr persönliches Schicksal bleiben wird. Dieses Schicksal anzunehmen, wird in nächster Zeit Ihr größtes Problem sein, und dabei wollen wir Ihnen eine erste Hilfe anbieten.

Rosemarie Marmarà-Sonsalla schreibt in ihrem Buch »Der Tag, der alles veränderte«: »Eine Krankheit fragt nicht, wer du bist, was du hast, woher du kommst, sie kommt und ist einfach da. Sie kommt bei Tag oder bei Nacht wie ein Dieb, der sich fremden Gutes bemächtigt, niemand ist gegen diese Willkür geschützt.«

Cordula Lipke, die in ihrem Buch ihre Erkrankungsgeschichte darstellt, schreibt: »Ich musste versuchen, meinem Leben trotz der Krankheit einen Sinn abzugewinnen, ohne gute oder schlechte Omen und einfältige Schicksalsgläubigkeit. Der Sinn musste in der Krankheit selbst liegen, und je länger ich darüber nachdachte, desto klarer wurde mir, dass dieses Leid die eine Bedeutung hatte, mir eine Chance zu geben, anders zu leben ... Ich hatte es ganz allein in der Hand, bewusster und intensiver zu leben und zu erleben, und als ich diesen Gedankenblitz, der mir da so unvermittelt durchs Hirn geschossen war, zu greifen versuchte, da merkte ich plötzlich, dass hier vielleicht der Weg war, der mich aus meiner Verzweiflung zurückführen könnte.«

Die vorliegenden Informationen möchten Ihnen helfen, einige Ihrer Fragen zu beantworten. Sie können die Ausführungen in

Ruhe zur Hand nehmen und auch kleine Abschnitte darin lesen – wie Ihnen gerade zumute ist. Keineswegs können diese Aufzeichnungen ein ausführliches Gespräch mit Ihrem Arzt ersetzen. Dennoch: Je besser Sie informiert sind, umso gezielter können Sie Ihren Arzt fragen und Ihre Probleme mit ihm besprechen.

Nun ist es sehr schwierig, Ihnen etwas über eine Krankheit zu sagen, deren Ursache weitgehend noch nicht geklärt ist und die sich in so vielen Beschwerden (Symptomen) äußern und von Mensch zu Mensch so unterschiedlich verlaufen kann. Viele Statistiken über die Erkrankung sind erstellt worden. Leider haben statistische Angaben für das Individuum wenig Aussagekraft. Statistiken sagen etwas über die Gesamtzahl aller Patienten aus, aber nichts über sein persönliches Schicksal. Für Sie kann sowohl das statistisch Häufige als auch das statistisch Seltene eintreten.

Viele Krankheitsverläufe haben eine gute Prognose (günstige Entwicklung); jedoch, wenn wir diese beschreiben, laufen wir immer Gefahr, dass einige von den Patienten sich nicht verstanden fühlen, dass sie glauben, wir wollten die MS bagatellisieren, herunterspielen. Dies wird besonders bei den Patienten auftreten, die einen schweren Verlauf der Erkrankung haben. So müssen wir auch über diese Erkrankungsbilder informieren. *Gleichzeitig muss aber immer wieder daran gedacht werden, dass viele MS-Patienten eine gute Prognose haben.* Durch den frühen Beginn der immunmodulatorischen Therapie besteht nämlich berechtigte Hoffnung, dass ungünstige Verläufe seltener werden. Die immunmodulatorischen Therapien können das Fortschreiten der Erkrankung verzögern. Insofern hat sich die Situation im Vergleich zu noch vor 15 Jahren wesentlich verbessert.

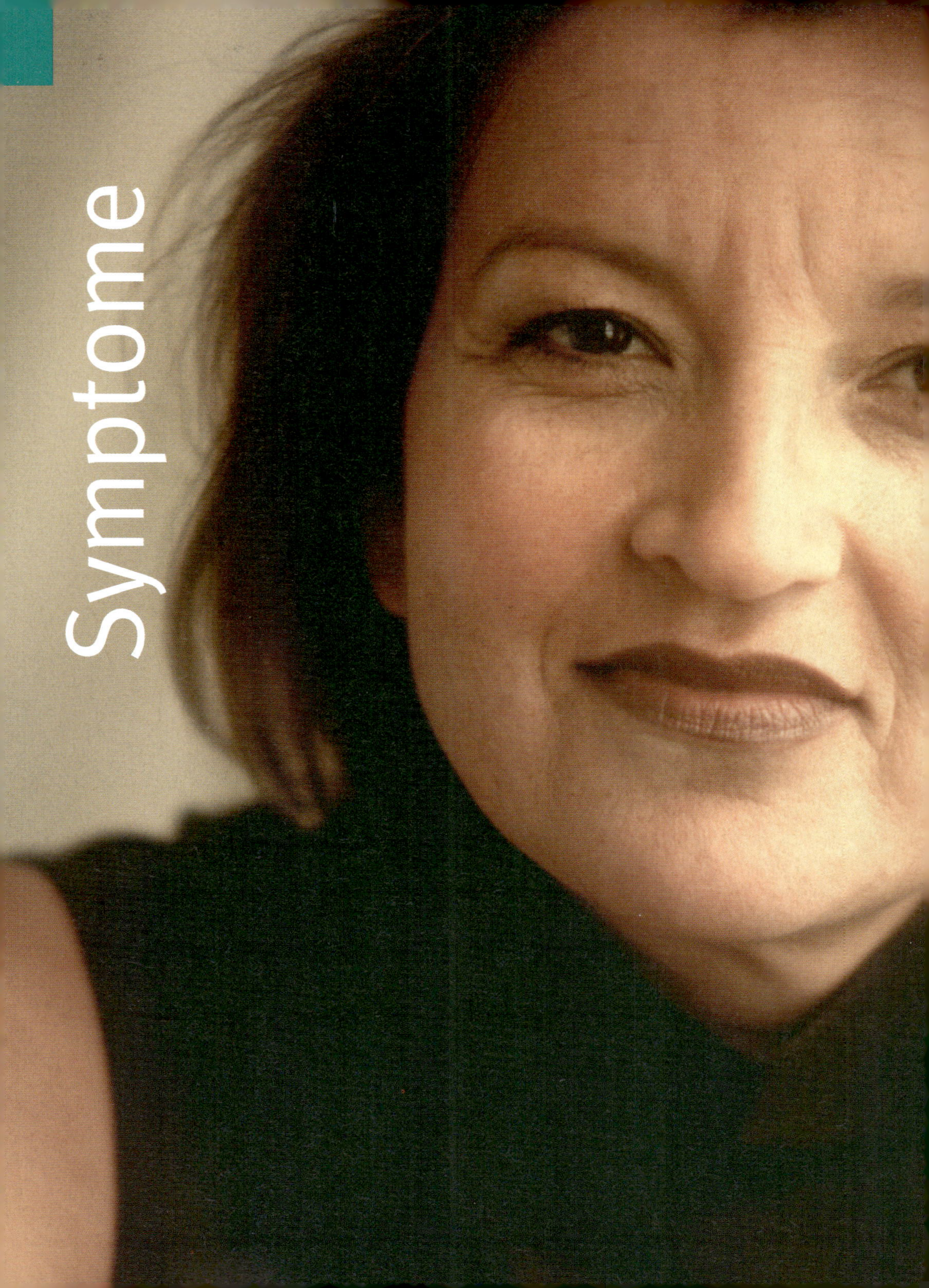

Symptome

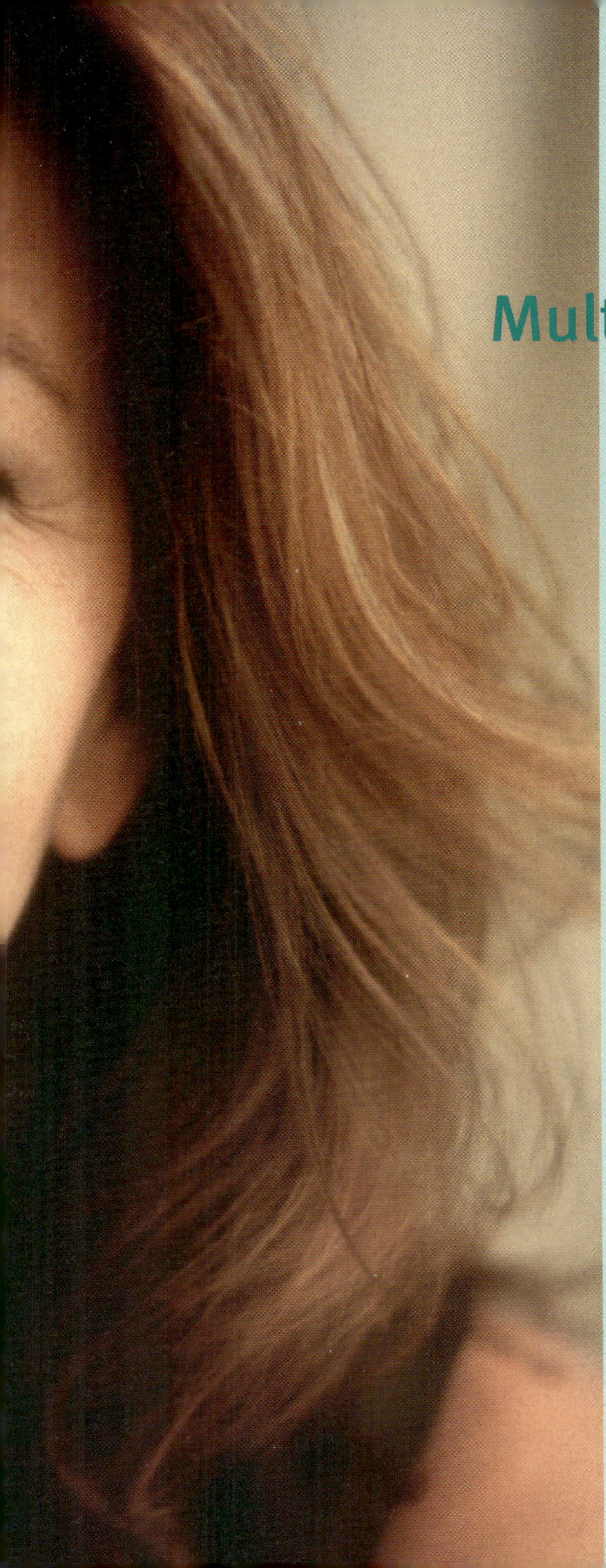

Wie zeigt sich Multiple Sklerose?

Was ist Multiple Sklerose?

Die MS kann Gehirn und Rückenmark befallen und zur Zerstörung der Myelinschicht (Isolierschicht) der Nerven oder zur Schädigung der Nervenzellfortsätze führen.

Multiple Sklerose (abgekürzt MS) ist eine Erkrankung, die das Gehirn und das Rückenmark befällt. Das Gehirn ist wie eine Schaltzentrale, in der Signale zum Körper gesendet werden, die ihm sagen, was er tun soll.

Das Rückenmark ist vergleichbar mit vielen Kabeln, die Signale vom Kopf zum Körper (zu den Muskeln beispielsweise) und umgekehrt leiten. Wie die Kabel einer elektrischen Leitung isoliert sind, sind auch die Nerven des Rückenmarks und des Gehirns isoliert.

Myelin isoliert die Nerven. Diese Isolierschicht des Gehirns und des Rückenmarks nennt der Mediziner »Myelin«. Myelin besteht aus Fett. Ohne diese Myelinschicht können Nervensignale nicht richtig fließen. Bei der MS werden diese Myelinschichten zerstört. Dies kann an ganz unterschiedlichen Orten im Gehirn oder Rückenmark geschehen. Daher kommt der Name Multiple Sklerose (multipel = vielfach).

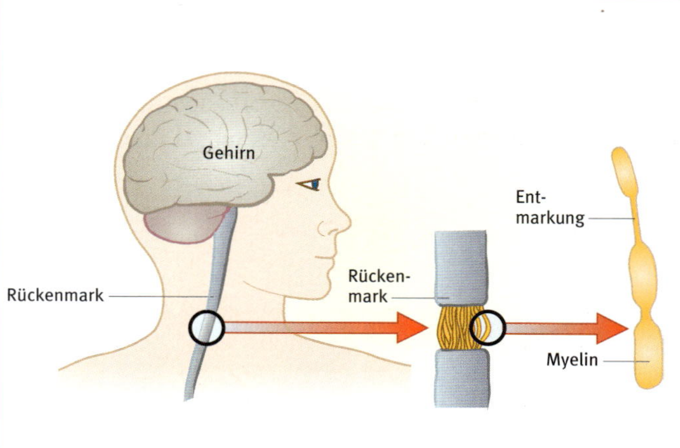

Bei der Multiplen Sklerose wird die Isolierschicht der Nerven, die wie Kabel im Rückenmark verlaufen, an verschiedenen Stellen zerstört. Dies kann auch an unterschiedlichen Orten im Gehirn geschehen. ▶

Die zerstörte Isolierschicht der Nervenfasern kann nicht wieder richtig repariert werden, sondern nur »fehlerhaft«, indem eine Narbe entsteht (ähnlich wie dies bei einer Hautverletzung der Fall ist). Die Narbe besteht aus festem, hartem Bindegewebe. Daher kommt der Name Sklerose (skleros = hart). Bindegewebe ist im Gegensatz zum Myelin nicht in der Lage, die Nerven ausreichend zu isolieren, so dass die Nervensignale weitergeleitet werden.

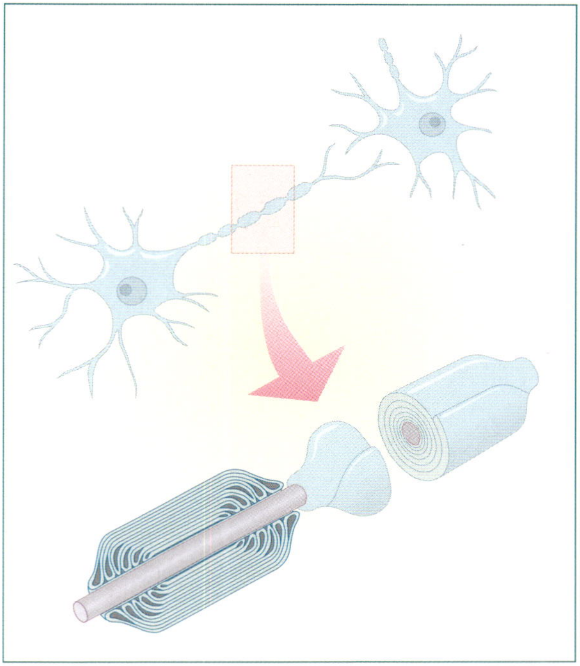

▲ Jede Nervenzelle besteht aus einem sternförmigen Zellkörper und einem Nervenzellfortsatz (Axon), der wie ein elektrisches Kabel die Nervenzellen untereinander verbindet. Das Axon ist mit einer Isolierschicht – der Myelinscheide – umwickelt.

Unterschiedliche Symptome. Da an ganz unterschiedlichen Orten in Gehirn und Rückenmark diese Störungen entstehen können, ist es auch verständlich, dass ganz unterschiedliche Beschwerden (Symptome) auftreten können. Aus Untersuchungen weiß man jedoch, dass nicht nur die Markscheiden (Myelin) bei der MS zerstört werden, sondern auch die Nervenzellfortsätze selber (Axone/Nervenfaser) von der Schädigung betroffen sind.

Die Häufigkeit dieser axonalen (die Fortsätze betreffenden) Schädigungen ist vom Grad der Entzündung abhängig.

ZUSAMMENFASSUNG

Was ist MS?

Die MS kann das Gehirn und/oder das Rückenmark betreffen. Die Isolierschicht (Myelin) des Gehirns oder Rückenmarks wird bei der MS durch entzündliche Herde zerstört. Es entsteht Narbengewebe, das nicht in der Lage ist, Nervensignale weiterzuleiten.

Bei der MS können verschiedene Orte im Nervensystem betroffen sein, daher können ganz unterschiedliche Beschwerden auftreten.

Krankheitszeichen

Die Beschwerden treten oft in Schüben auf. Sie können sich vollständig oder nur teilweise zurückbilden.

Wir hatten bereits gesagt, dass durch die MS ganz unterschiedliche Orte im Rückenmark oder im Gehirn befallen sein können und somit in ihrer Funktion (nämlich in der Aufgabe, Signale weiterzuleiten) eingeschränkt sind. Wenn nun ganz unterschiedliche Orte betroffen sind, ist es verständlich, dass es auch zu unterschiedlichen Krankheitszeichen und Beschwerden (Symptomen) kommen kann.

Diese unterschiedlichen Symptome können bei dem einen mehr, beim anderen weniger ausgeprägt sein, anhalten und bleiben, aber sich auch völlig oder nur teilweise wieder zurückbilden. Die alten Symptome können immer wieder auftreten, oder es können neue hinzukommen. Wir sprechen dann vom »Schub«. Wenn sich die Symptome zurückbilden, nennen wir das »Remission«.

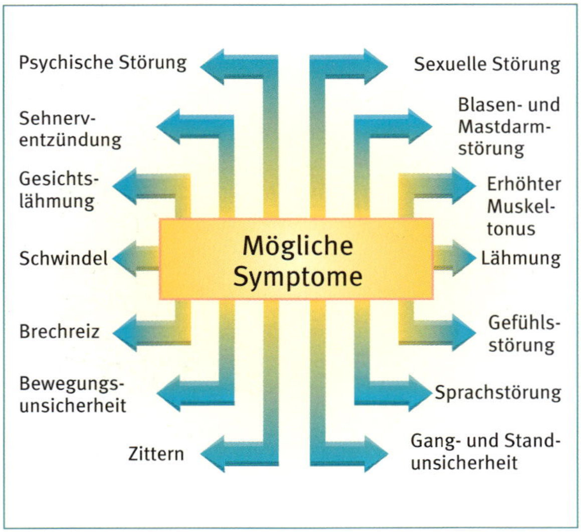

▲ Die Abbildung zeigt, welche Symptome im Rahmen einer MS-Erkrankung auftreten können.

Welche Symptome können auftreten? Es ist nun wichtig, die verschiedenen Symptome zu kennen, um seinen Körper mit dieser Erkrankung verstehen zu lernen und sich entsprechend darauf einzustellen. Wir werden im Folgenden die häufigsten Symptome beschreiben. Selbstverständlich treten nicht alle genannten Symptome bei einem Patienten auf.

Es gibt MS-Patienten, die nur wenige Male in ihrem Leben Symptome unterschiedlichster Art haben, die zudem eine

Tabelle: Welche Symptome treten häufig auf?

Störung	erstes Auftreten
Verstärkte Muskelanspannung (Spastik)	28 %
Lähmung	44 %
Unsicherheit	24 %
Gefühlsstörung	42 %
Blasen-/Darm-Störung	9 %
Sehnerventzündung	33 %
Intelligenz-/Stimmungs-Störung	4 %
Gesichtsnerven-Störung	10 %
Augenmuskellähmung	14 %

gute Rückbildung zeigen. Diese Patienten sind – außer in der akuten Phase – kaum im täglichen Leben beeinträchtigt (siehe Seite 24 ff.).

Augensymptome

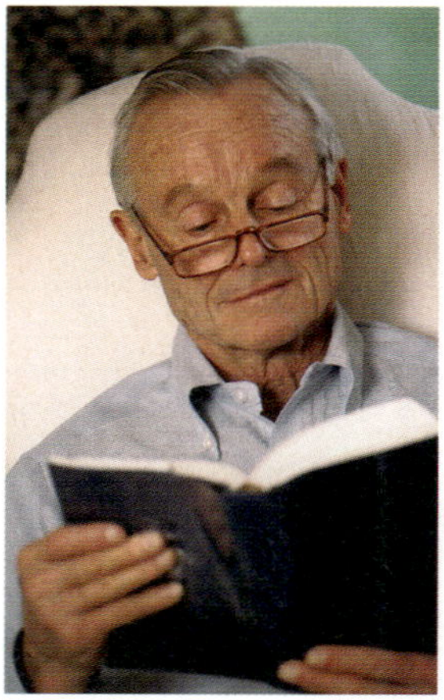

Häufig kommt es bei der MS zu Sehstörungen. Diese können durch eine Sehnervenentzündung zu Verschwommensehen führen. Durch eine Augenmuskellähmung kann es zu Doppelbildern kommen.

Bei ungefähr 40 % aller MS-Patienten kommt es irgendwann zu einer Entzündung eines Sehnervs (Optikusneuritis). Bemerkbar macht sich diese Sehnerventzündung durch ein Verschwommensehen und durch Verlust an Sehschärfe (Visusverlust). Es können leichte Schmerzen auftreten, besonders bei Augenbewegungen.

Der Verlust an Sehschärfe bildet sich bei einem Drittel der Patienten vollständig zurück, bei etwa einem Drittel teilweise und bei etwa einem Drittel kaum oder gar nicht. Meist ist eine Sehnerventzündung einseitig, sehr selten beidseitig.

Neben dieser Sehnervenentzündung kann es auch zu Lähmungen der Augenmuskeln kommen. Bei diesen so genannten Augenmuskelparesen kommt es zu Doppelbildern. Diese Beschwerden können häufig völlig verschwinden, zeigen aber die Tendenz, immer wieder aufzutreten.

AUS DEM LEBEN

Die MS-Erkrankung begann mit Sehstörungen

Bei der 28-jährigen Patientin war es erstmalig zu Sehstörungen gekommen; es erfolgte zunächst keine weitere Diagnostik. Ein Jahr später hatte sie erneute Sehstörungen, eine Blasenschwäche und Gleichgewichts- und Gangstörungen. Es erfolgte eine stationäre Untersuchung und es wurde die Diagnose der MS gestellt, nachdem Kernspintomographie, visuell evozierte Potenziale und Lumbalpunktion einen chronisch-entzündlichen ZNS-Prozess nachwiesen. Eine Kortison-Stoß-Therapie erfolgte. Zunächst kam es zu Beschwerdefreiheit. Ein halbes Jahr später traten erneut Sehstörungen auf beiden Augen auf, ferner ein Taubheitsgefühl im Bereich beider Beine, es erfolgte wiederum eine Kortison-Stoß-Therapie und eine Einstellung auf Interferon-Beta (Betaferon). Bis auf geringe Gangunsicherheiten war die Patientin beschwerdefrei.

Im weiteren Verlauf traten jedoch vorzeitige Ermüdbarkeit und schnelle Erschöpfbarkeit auf, so dass sie am Tage mehrere Ruhepausen einhalten musste. Ferner kam es immer wieder zu imperativem Harndrang.

Auch unter der Beta-Interferon-Therapie kam es erneut zu mehreren Schüben, so dass Kortison-Stoß-Therapien erfolgen mussten. Es kam zu mehreren Schüben, eine Immunglobulin-Therapie wurde von Seiten der Krankenkasse nicht genehmigt. Die Gangstörungen verschlechterten sich zunehmend, so dass von einem sekundär-chronisch progredienten Verlauf nun ausgegangen wurde und nach Absetzen der Interferon-Therapie eine Behandlung mit Mitoxantron begonnen wurde. Darunter kam es zu einer Stabilisierung. Durch gleichzeitig durchgeführte intensive Krankengymnastik konnte die Patientin ihre Gehfähigkeit verbessern, so dass ihr eine weitgehend selbstständige Lebensführung möglich war.

Ein Augenzittern (Nystagmus) kann auftreten, das jedoch nur bei starker Ausprägung zu Sehstörungen führt.

Symptome durch Befall des Hirnstammes

Im Hirnstamm (das ist die Verbindung zwischen Gehirn und Rückenmark) laufen unter anderem Nervenfasern für die Berührungsempfindlichkeit des Gesichtes. Werden diese von der MS befallen, so kann es zu heftigen Schmerzattacken im Gesicht kommen (Trigeminusneuralgie).

Durch Befall der Nerven, die die Gesichtsmuskulatur versorgen, kann es zur Gesichtslähmung kommen, wir sprechen dann von einer Fazialisparese.

Schwindel und Brechreiz können vorkommen, wenn die Nervenbahnen geschädigt werden, die die Verbindung zum Gleichgewichtsorgan herstellen. Dieser Schwindel kann auch attackenweise auftreten und ist dann mit dem Medikament Carbamazepin gut behandelbar. Herde im Hirnstamm können weiterhin zu einer verwaschenen Sprache führen. Es kann auch zu Sprachstörungen kommen, die nur für kurze Zeit, oft mehrmals am Tag, auftreten (intermittierende Dysarthrie).

Bei Befall des Hirnstamms sind Nervenfasern betroffen, die die Verbindung von Gehirn zum Rückenmark darstellen. Es kann zu Schmerzattacken im Gesicht, Gesichtslähmung, Schwindel, Brechreiz und Sprachstörungen kommen.

Symptome durch Befall des Kleinhirns

Koordinationsstörungen und Zittern. Werden Nervenfasern im Kleinhirn oder in seinen Verbindungsbahnen von der MS befallen, so treten so genannte Koordinationsstörungen auf. Es bestehen Schwierigkeiten, gezielte Bewegungen auszuführen, zum Beispiel die Tasse Kaffee zum Mund zu bringen. Das Zittern (Tremor) kann unter Umständen so stark sein, dass geplante Bewegungen nicht mehr möglich sind. Neben der Unsicherheit, genaue Bewegungen auszuführen, bestehen auch Unsicherheiten beim Sitzen, Stehen oder Gehen (Rumpf-, Stand- oder Gangataxie).

Unsicherheiten beim Gehen. Der unsichere Gang bei MS-Patienten wird oft von Außenstehenden, die nicht um die Erkrankung wissen, mit dem Gang eines Betrunkenen verwechselt. Das führt zwangsläufig zu recht peinlichen und kränkenden Situationen für die Patienten: Einerseits selbst die Unsicherheit beim Gehen zu spüren und damit auch Angst vor dem Gehen zu bekommen, andererseits noch Spott von der Umwelt zu ernten.

Wenn das Kleinhirn oder seine Verbindungsbahnen betroffen sind, kann es zu Koordinationsstörungen, Zittern, Gang- und Standunsicherheiten sowie Sprachstörungen kommen.

Abgesetzte oder abgehackte Sprache. Eine weitere Störung, die durch Befall des Kleinhirns bedingt sein kann, ist eine Sprachstörung, bei der es schwierig sein kann, flüssig zu sprechen. Die Sprache wirkt oft abgesetzt oder abgehackt (skandierend). Es ist verständlich, dass je nach Ausprägungsgrad Sprachstörungen besonders behindernd sind und den Patienten sozial isolieren können, das heißt ihn von seiner Umwelt abschneiden, da die Sprache ja das wichtigste Mittel ist, zu seinen Angehörigen, bei der Arbeit oder im Freundeskreis Kontakt zu haben. Es erfordert dann viel Geduld von Ihnen, immer wieder zu versuchen, sich verständlich zu machen.

Symptome durch Befall des Rückenmarks

Bei Befall des Rückenmarks können grundsätzlich zwei verschiedene Störungen auftreten. Auf der einen Seite kann es zu

Mögliche Lokalisationen

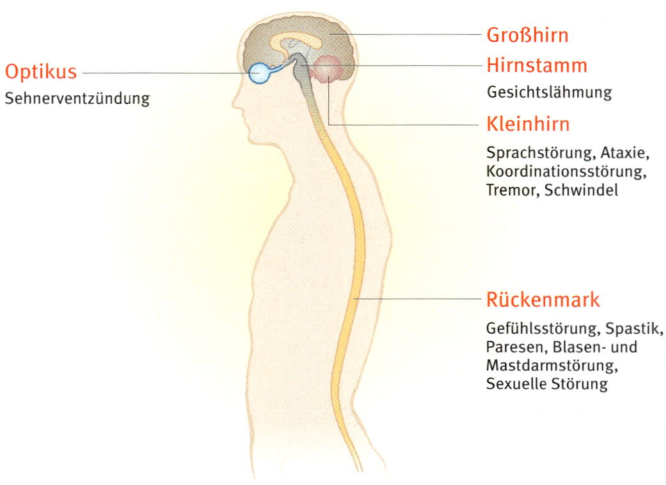

Je nachdem an welchen Stellen im Nervensystem die MS-Erkrankung die Myelinscheiden teilweise zerstört, treten unterschiedliche Symptome auf. ▶

Störungen der Gefühlswahrnehmung kommen, sei es in Form von Kribbeln, oft als »Ameisenlaufen« beschrieben, sei es in Form von Taubheitsgefühlen, die dann als »Schweregefühl« oder »wie Blei in den Beinen«, als Kältegefühl, Gürtel-, Spannungs- oder Druckgefühl beschrieben werden. Es kann dann beispielsweise in den Händen zu dem Gefühl kommen, als sei »Watte zwischen den Fingern« oder als seien die Hände mit »einem Pelz überzogen«. Diese Missempfindungen sind besonders störend, da bei jeder Berührung mit den Händen ein unangenehmes Gefühl entsteht. Gelegentlich kann es auch zu schmerzhaften Missempfindungen kommen.

Zu wenig oder zu viel Muskelanspannung

Auf der anderen Seite gibt es durch den Befall des Rückenmarks Störungen von Seiten der Muskeln. Hier kann es zu ganz unterschiedlichen Beschwerden kommen: Die Muskeln können schwach und »schlaff« werden (selten), aber auch angespannt (spastisch), sodass bestimmte Bewegungen je nach Ausprägung und Lokalisation nicht mehr oder nur noch unter größter Anstrengung möglich sind. Glücklicherweise sind diese spastischen Beschwerden mit Medikamenten und besonders auch mit Krankengymnastik beeinflussbar, sodass es ganz besonders wichtig ist, sie zu erkennen und entsprechend zu behandeln.

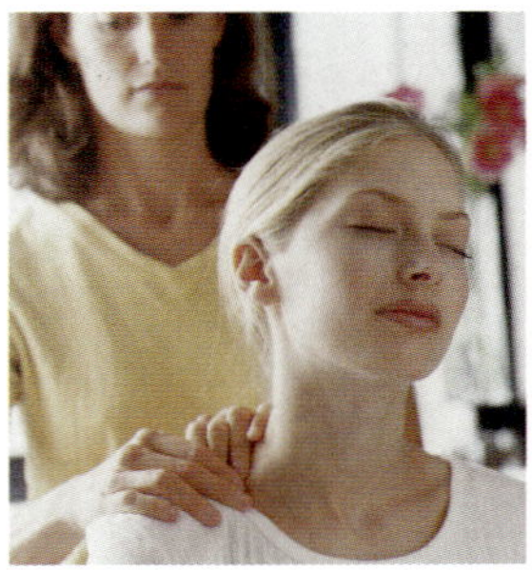

Störungen beim Gehen beeinträchtigen die Leistungsfähigkeit und Selbstständigkeit.

Da diese »motorischen« (das heißt die Bewegung betreffenden) Störungen das Gehvermögen beeinflussen, beeinträchtigen sie oft die allgemeine Leistungsfähigkeit, die Selbstständigkeit und damit auch die Arbeitsfähigkeit. Entsprechend dieser erheblichen Beeinträchtigung bedürfen diese Beschwerden einer gezielten Behandlung. Auch diese Symptome müssen nicht zwangsläufig bestehen bleiben, sondern sind in manchen Fällen völlig oder teilweise rückbildungsfähig. Sollten jedoch »Restsymptome« bleiben oder gar schwere Gehstörungen bis hin zur Gehunfähigkeit auftreten, so ist es äußerst wichtig, sich mit Hilfsmitteln vertraut zu machen, um durch sie so viel Selbstständigkeit wie möglich zu erhalten.

AUS DEM LEBEN

Die ersten Zeichen waren Stolpern und Unsicherheitsgefühle

Der Patient bemerkte im Alter von 30 Jahren erstmalig ein Stolpern und ein Unsicherheitsgefühl, zunächst im rechten und später auch im linken Bein. Allmählich kam ein elektrisierendes Gefühl im rechten Arm und Missempfindungen in beiden Beinen hinzu. Die Symptome müssen zunächst nur ganz langsam fortgeschritten sein, denn erst 10 Jahre später stellte sich der Patient beim Neurologen vor. Es wurde eine Rückenmarksschädigung durch Abnutzungserscheinungen der Halswirbelsäule (sog. cervikale Myelopathie) angenommen. Die ihm vorgeschlagene Druckentlastung (Operation der Halswirbelsäule) wollte der Patient zu diesem Zeitpunkt nicht durchführen lassen. Ein Jahr später hatte sich die Schwäche der Beine verstärkt, eine Verkrampfung (Spastik) war hinzugekommen. Im Liquor (Nervenwasser) waren die oligoklonalen Banden positiv. Die Diagnose chronisch progrediente MS wurde gestellt und mit dem Patienten besprochen. Vier Jahre später hatten alle Symptome zugenommen. Wegen weiter fortschreitender Lähmung der Beine und Blasenstörungen wollte der Patient nun »alles tun, was möglich ist«. Nach langen Diskussionen wurde der Patienten mit Betaferon behandelt, nachdem die Krankenkasse diesem Behandlungsversuch zugestimmt hatte. (Eine Kostenübernahme wurde vor Beginn der Behandlung beantragt, da Betaferon bei dieser Verlaufsform nicht zugelassen ist). Erstaunlicherweise stabilisierte sich der Patient darunter, das Fortschreiten verlangsamte sich unter dieser Therapie. Seit nunmehr 8 Jahren spritzt er bzw. die Ehefrau die Substanz. Er hat erstaunlich wenige Nebenwirkungen verspürt. Seine Lähmung ist inzwischen langsam soweit fortgeschritten, dass er nur noch am Rollator bzw. im Rollstuhl beweglich ist.

(Dieser und weitere folgende Berichte »Aus dem Leben« sind realitätsnahe, aber keine authentischen Patientenberichte.)

Blasen- und Mastdarmstörungen

Weitere Beschwerden, die durch Befall des Rückenmarks auftreten können, sind Blasen- und Mastdarmstörungen. Die Angst vieler MS-Patienten, wegen ihres Harndranges nicht rechtzeitig eine Toilette erreichen zu können, führt oft dazu, dass sie nicht mehr aus dem Haus gehen mögen. Harnträufeln und Harndrang oder der vollständige Verlust über die Kontrolle der Harnblase oder des Darmes sind sicherlich die Beschwerden, die zu den größten sozialen Beeinträchtigungen führen. Aber auch hier gibt es praktische und medikamentöse Hilfen. Notwendig ist jedoch, dass offen über diese Störungen gesprochen wird. Auf Seite 75 ff. werden wir auf Einzelheiten der Behandlung von Blasenstörungen noch eingehen.

Sexualstörungen

Eine (auch oft unter Gesunden) fehlende Offenheit bezüglich der Probleme, die durch Störungen der Sexualfunktionen bei MS-Patienten (zum Beispiel Potenzstörungen, Taubheitsgefühl im Geschlechtsbereich, Muskelspasmen) entstehen können, führt dazu, dass Hilfsangebote von vornherein nicht gemacht werden können. Da es neben rein »organischen« sexuellen Störungen auch gerade bei MS-Patienten zusätzlich zu psychogenen Sexualstörungen kommen kann, werden wir dieses Problem noch gesondert besprechen (siehe Seite 115 ff.).

Psychische und kognitive Beeinträchtigungen

Es verwundert nicht, dass eine Erkrankung wie die MS mit all ihrer Unsicherheit, mit all ihren möglichen Folgen auch das seelische Wohlbefinden beeinträchtigen kann. Inwieweit Sie Ihr Schicksal, an MS zu leiden, annehmen können und Ihr Leben – unter Umständen trotz Behinderungen – zu meistern in der Lage sind, wird sicherlich von Ihrer Persönlichkeit und Ihrer Einstellung zum Leben abhängen.

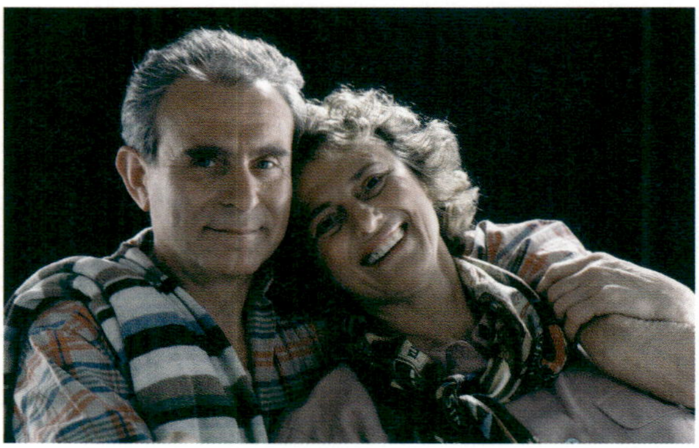

Andererseits sind traurige Verstimmungen, Verzweiflung, Hoffnungs- und Ratlosigkeit als Reaktion auf die Erkrankung verständlich. Versuchen Sie hierüber offen zu sprechen. Oftmals ist es bereits eine Hilfe, sich sein Leid »von der Seele zu sprechen«, oft sind Unverständnis der Umwelt für den Kranken Anlass für dessen Traurigkeit und Verzweiflung. Wenn hier kein klärendes Gespräch erfolgt, wird sich die Situation immer weiter verschlechtern. Auf Seite 85 ff. werden weitere Entstehungsmöglichkeiten für Depressionen und deren Behandlung besprechen.

Euphorie. Neben den eher »depressiven« (traurigen) Verstimmungen gibt es auch seelische Veränderungen, die eher gegenteiliger Natur sind: Man nennt sie »euphorisch«, die Stimmung ist eher über das natürliche Maß gehoben. Früher wurde diese euphorische Stimmungsänderung als charakteristisch für MS-Patienten angesehen, sie tritt aber insgesamt selten und meist erst in späteren Krankheitsstadien auf.

Die Belastbarkeit nimmt ab

Eine häufige Klage vieler MS-Patienten ist die rasche Ermüdung und die vorzeitige Erschöpfung. Leistungen und Arbeiten, die früher ohne Schwierigkeiten ausgeführt werden konnten, erfordern jetzt mehr Kraft. Daher ist es wichtig, sich die Arbeit einzuteilen, Ruhe- und Entspannungspausen einzulegen, die je nach individueller Leistungsfähigkeit kurz oder lang, ein- oder mehrmals täglich einzuhalten sind.

Beugen Sie vorzeitiger Erschöpfung durch Ruhephasen vor. Es braucht Zeit, bis individuell die Belastungsgrenze gefunden ist und sie muss je nach Krankheitsstadium immer wieder angepasst werden.

Eine ständige Überforderung führt zur Unzufriedenheit und Frustration, beides mündet letztlich wieder in Verzweiflung und Depression. Das wäre eine Kette ohne Ende, wenn nicht rechtzeitig ein kritisches Überprüfen der Leistungsfähigkeit und eine angepasste Verhaltensweise einsetzen würden. Es wäre aber genauso falsch, nun zu versuchen, allen Belastungen aus dem Weg zu gehen und sich zu »schonen«. Ein übermäßiges sich Zurücknehmen und Zurückziehen würde ebenfalls zu Unzufriedenheit führen.

Finden Sie Ihre individuelle Belastungsgrenze. Deshalb ist es wichtig, für sich ganz individuell das richtige Mittelmaß der Belastbarkeit zu finden. Dieses ist ein langsamer Prozess, der durch mühsames und mutiges Austesten unter Umständen jahrelang dauern kann. Die individuellen Grenzen sind oft nur zu erkennen, wenn man sie mal über- und mal unterschreitet und sie dem jeweiligen äußeren (Familie, Arbeit) als auch dem inneren (eigener Anspruch, Wünsche) Druck anpasst.

Störungen des Gedächtnisses

Auch so genannte kognitive Beeinträchtigungen wie Störungen des Kurzzeitgedächtnisses, der Aufmerksamkeit, des Sprachflusses, des begrifflichen Denkens und der visuell räumlichen Wahrnehmung können vorkommen. Sie sind besonders bei der Frage der weiteren Berufstätigkeit von Bedeutung.

Es ist möglich, dass Gedächtnis- und Aufmerksamkeitsstörungen auftreten.

Andererseits muss aber auch gesagt werden, dass viele Patienten sich psychisch nicht beeinträchtigt fühlen, sei es, dass sie durch die MS nicht wesentlich beeinträchtigt sind, sei es, dass sie gelernt haben, mit den Beeinträchtigungen und entsprechenden Einschränkungen zu leben, sei es, dass sie erst durch die Auseinandersetzung mit dieser Erkrankung zu einem intensiven und bewussten Leben gekommen sind.

Schmerzen bei MS

Schmerzen unterschiedlichster Art können bei MS-Patienten, wie bei allen anderen Menschen auch, auftreten (Kopfschmerzen, Rückenschmerzen, Schmerzen bei Erkrankungen der inneren Organe). Die meisten Schmerzen bei MS-Patienten sind nicht direkt durch die MS bedingt.

Schmerzen durch Folgeerkrankungen

Andererseits können Folgeerkrankungen durch die MS zu Schmerzen führen (z. B. Druckstellen, Harnwegsentzündungen usw.). Durch erhöhten Muskeltonus (vermehrte Muskelanspannung), mangelhafte Bewegung und fehlende Krankengymnastik können sich einerseits Gelenkversteifungen einstellen, die zu Schmerzen führen können, andererseits kann es zur Osteoporose (Verminderung des Knochengewebes) kommen, die ebenfalls Schmerzen hervorrufen kann, insbesondere Schmerzen im Bereich der Wirbelsäule und Gliedmaßen.

Durch Folgeerkrankungen können Schmerzen bei der MS-Erkrankung auftreten. Direkte MS-Schmerzen können durch Gefühlsstörungen oder Schmerzattacken im Gesicht bedingt sein.

Die Schmerzen, die direkt MS-bedingt sind, können sich als Missempfindungen (Brennen, Kältegefühl) zeigen, oder sie werden als »elektrisches Gefühl« bei Beugung des Kopfes angegeben. Ferner können Verkrampfungen in der Muskulatur auftreten. Auch kann es zu heftigen Schmerzattacken im Gesicht kommen (Trigeminusneuralgie).

Die Behandlung der Schmerzen richtet sich nach den jeweiligen Ursachen.

Verlauf und Entwicklung (Prognose)

Oft wird die MS-Erkrankung mit »Schicksal im Rollstuhl« gleichgesetzt. Umso wichtiger ist es, dass Sie sich über die so genannten gutartigen Verlaufsformen informieren – und dies sind immerhin 30–40 %. Es kann Ihnen leider niemand zu Beginn Ihrer Erkrankung sagen, ob Sie zu diesen 30–40 % gehören. Der Verlauf einer MS-Erkrankung ist ungewiss und nicht vorhersehbar, obwohl man einschränkend dazu sagen muss, dass bestimmte Formen und Beschwerden mehr oder weniger günstige Verläufe erhoffen lassen.

Verlauf in Schüben

Nun, wir hatten schon gesagt, dass die MS in Schüben verlaufen kann, das heißt Beschwerden treten auf und verschwinden nach einem mehr oder weniger langen Zeitraum teilweise oder vollständig.

Bei ungefähr 40 % aller Patienten verläuft die MS in derartigen Schüben ohne Progredienz. Diese in Schüben verlaufende Form hat eine günstigere Prognose als die folgende:

Primär-chronische MS – ein schleichender Prozess

Es gibt nämlich auch Formen, die von Anfang an langsam fortschreiten, ohne dass es zu Rückbildungen der Symptome (Remissionen) kommt. Wir nennen diese Verlaufsform primär-chronisch fortschreitend. Dies ist bei etwa 10–15 %

AUS DEM LEBEN

Beispiel für einen schubförmigen Verlauf

Die jetzt 55-jährige Patientin erkrankte im Alter von 25 Jahren mit Gefühlsstörungen im Arm. Zwei Jahre später traten eine Sehnerventzündung, Schwindel, Übelkeit und Missempfindungen im Gesicht auf. MS wurde als mögliche Diagnose mit der Patientin besprochen, da auch der Liquorbefund, einen typischen Befund zeigte. Die Patientin hatte mehrere, zum Teil schwere Schübe. Drei Schübe mussten stationär behandelt werden. Meistens bestanden Gefühlsstörungen, Schwindel, Hörstörung und eine Unsicherheit beim Gehen. Zusätzlich waren bei dem ersten schweren Schub eine Gedächtnisstörung, ein starkes Benommenheitsgefühl und eine Lähmung im rechten Bein aufgetreten. Die Schübe wurden jeweils mit Kortison-Infusionen behandelt. Schubfreie Intervalle über mehrere Jahre bestanden. Da die Patientin im Laufe ihrer Erkrankung immer die Erfahrung gemacht hatte, dass sich die Symptome komplett zurückbildeten, lehnte sie eine immunmodulatorische Dauertherapie ab.

Beruhigend war für die Patientin, dass sich bei den regelmäßigen neurologischen Kontrolluntersuchungen keine bleibenden Störungen zeigten. Die Patientin stellte sich bei erneuten neurologischen Beschwerden sofort bei ihrem behandelnden Nervenarzt vor, so dass der »Kortison-Stoß« jeweils zeitnah durchgeführt werden konnte.

der Patienten der Fall. Die schubförmige Verlaufsform kann in eine sekundär chronische Verlaufsform übergehen (ein entsprechendes Patientenbeispiel finden Sie auf Seite 16).

Grundsätzlich ist meist am Anfang der Erkrankung die schubförmige MS sehr wechselhaft, das heißt die Beschwerden sind am ausgeprägtesten, die Häufigkeit des Wiederauftretens der Beschwerden ist am höchsten.

Günstigere Verlaufsformen werden zu wenig beachtet

Dass oftmals die günstigeren Verläufe gar nicht beachtet wurden, lag unter anderem auch daran, dass die Patienten mit günstigen Verläufen sich weder beeinträchtigt fühlen noch regelmäßig zum Arzt gehen, sie leben wie Gesunde unter uns, und niemand käme auf den Gedanken, dass sie an MS erkrankt sind. Patienten, die einen schweren Verlauf haben, werden eher beim Arzt oder im Krankenhaus erscheinen. Aus

Am günstigsten ist der in Schüben verlaufende Typ. Davon abzugrenzen ist die primär-chronische Form, bei der es zu einem schleichenden Beginn kommt und die Symptome bleiben oder sich verschlimmern. Der schubförmige Verlaufstyp kann nach Jahren in die sekundär-chronische Form übergehen.

der Tatsache, dass die anderen Patienten mit günstigeren Verlaufsformen außerhalb der Sichtweite des Arztes sind, haben viele Ärzte (und die geben ja ihre falschen Eindrücke weiter) irrtümlich den Eindruck gewonnen, die MS verlaufe immer besonders schwer. Das eben ist falsch.

Es bestehen Hinweise, dass die Verlaufsformen mit Beschwerden, wie zum Beispiel Gefühlsstörungen oder Hirnnervenstörungen, zu Beginn eine günstigere Prognose aufweisen als die Verlaufsformen, bei denen es zu motorischen (die Bewegung betreffenden) Störungen gekommen ist.

Die Erkrankungsformen, die schleichend (langsam) beginnen, zeigen einen ungünstigeren Verlauf im Vergleich zu den Formen, die akut (schlagartig) einsetzen. Ungünstiger soll der Verlauf auch bei denen sein, die zu Beginn schwere Symptome durch Befall des Kleinhirns haben.

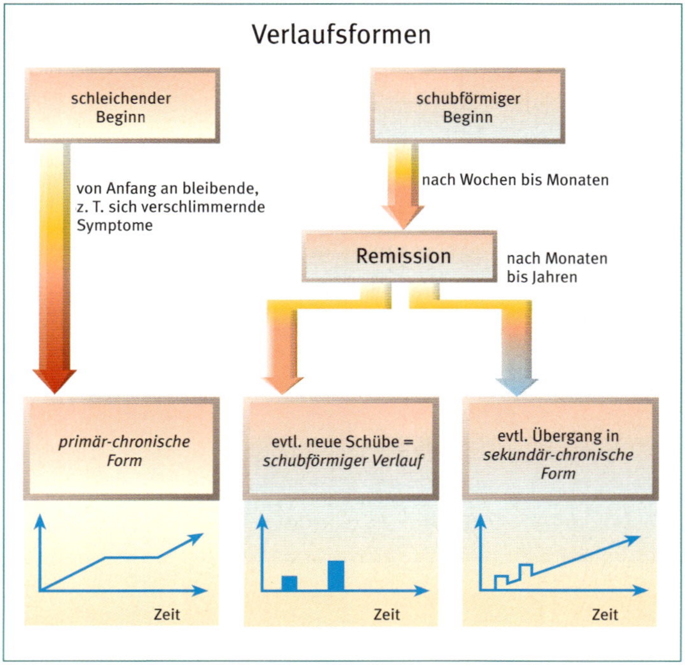

Mögliche Verlaufsformen der Multiplen Sklerose. ▶

Die Verlaufsmöglichkeiten sind vielfältig

Bei den besonders günstigen Formen der MS sind zum Teil Krankheitsschübe äußerst selten, es können Jahrzehnte zwischen dem ersten und dem zweiten Schub liegen. Aber es gibt auch günstige Formen, die zwar häufige Schübe (Rezidive) haben, jedoch sind diese Schübe kurz, oft in Form von Kribbelparästhesien (Missempfindungen), Taub- und Pelzigsein der Haut, Doppeltsehen oder Sehnerventzündung.

Es gibt günstige Verlaufsformen, bei denen nur sehr selten Schübe auftreten.

Aber – und das zeigt die Vielfältigkeit der Verlaufsmöglichkeiten bei der MS – es gibt auch günstige Verläufe, die langsam schleichend über Jahrzehnte Krankheitszeichen entwickeln, ohne dass es je zu einer wesentlichen Beeinträchtigung käme.

Einige MS-Fälle sind zufällig erst bei der Autopsie (Leichenschau) überhaupt entdeckt worden, zu Lebzeiten war es bei diesen Menschen niemals zu irgendwelchen MS-Beschwerden gekommen.

Die Lebenserwartung wird durch die möglichen Komplikationen mitbestimmt

Die Lebenserwartung hat sich in den letzten Jahrzehnten deutlich erhöht. Dies ist am ehesten dadurch bedingt, dass die Komplikationen, insbesondere die Harnwegsinfekte und Lungenentzündungen, medikamentös behandelt werden können. Dennoch ist gerade die Lungenentzündung die gefährlichste Komplikation geblieben. Je größer die Behinderung durch die MS ist und je mehr die Gehfähigkeit und damit die Bewegungsmöglichkeit eingeschränkt ist, desto höher ist die Wahrscheinlichkeit, dass es auch zu lebensbedrohlichen Komplikationen kommen kann.

Es ist sehr wichtig, Komplikationen möglichst zu vermeiden und die Bewegungsfreiheit so gut wie möglich zu erhalten.

Umso wichtiger ist es, erneut auf eine konsequente, intensive Behandlung hinzuweisen. Eine Therapie, wie beispielsweise Krankengymnastik oder Medikamente gegen die erhöhte Muskelspannung (Spastik), kann die Beweglichkeit verbessern beziehungsweise wieder herbeiführen und damit eine

Reihe der durch mangelhafte Bewegung hervorgerufenen Komplikationen verhindern. Wenn auch eine ursächliche Therapie der MS nicht möglich ist, so ist umso mehr eine Verhinderung oder Behandlung der Komplikationen lebenswichtig.

Wie wird sich meine Erkrankung entwickeln?

Der individuelle Verlauf lässt sich leider nur schwer vorhersagen.

Wie lange kann ich noch laufen? Wie lange kann ich noch selbstständig zu Hause leben? Leider wird niemand in der Lage sein, Ihnen diese Fragen zuverlässig zu beantworten. Es sind zwar, was den zukünftigen Verlauf betrifft, nach etwa fünf Jahren Krankheitsdauer in eingeschränktem Maße gewisse Vorhersagen möglich. Jedoch gilt dies eher bei den schlechteren Verlaufsformen, während die günstigeren Verlaufsformen sich meist nach 10–15 Jahren herausstellen.

Es bleibt letztlich nichts anderes übrig, als die Ungewissheit über den eigenen Krankheitsverlauf anzunehmen: einerseits die Hoffnung zu hegen, zu den Patienten mit günstigem Verlauf der MS zu gehören, andererseits der Wahrheit ins Auge zu schauen. Die Zukunft wird ein Leben »auf dem Pulverfass« sein, und möglicherweise sind Einschränkungen durch die MS zu bewältigen. Judy Graham schreibt in ihrem Buch »Multiple Sklerose und doch nicht verzweifeln« dazu: »Sie könnten nun privat die Hölle erleben und Ihr furchtbares Los bejammern. Sie können sich aber entschließen, alles in Ihrer Macht Stehende zu tun, um die Krankheit zu bekämpfen und sich selbst zu helfen.«

Durch den frühen Einsatz der immunmodulatorischen Therapien (siehe S. 60 ff.) kann die Progression (Verschlechterung) verlangsamt und der Grad der Behinderung verkleinert (reduziert) werden. Insofern hat die Entwicklung dieser relativ neuen Therapiemöglichkeiten die Prognose erheblich positiv beeinflusst.

ZUSAMMENFASSUNG

Wie zeigt sich MS, und wie kann die Erkrankung verlaufen?

Durch die MS können unterschiedliche Orte im Gehirn oder Rückenmark betroffen sein, sodass es auch zu ganz unterschiedlichen Krankheitszeichen und Beschwerden (Symptomen) kommen kann. Nicht alle möglichen Symptome treten bei einem Patienten auf.

Häufig ist die Sehnerventzündung (Optikusneuritis), die sich durch ein Verschwommensehen und Verlust an Sehschärfe bemerkbar macht.

Auch kann es zu Lähmungen der Augenmuskeln kommen. Dies führt zur Wahrnehmung von Doppelbildern.

Bei Befall des Hirnstamms kann es zur Trigeminusneuralgie kommen. Darunter werden Schmerzattacken im Gesicht verstanden. Ferner können eine Gesichtslähmung (Fazialisparese) sowie Schwindel, Brechreiz und eine verwaschene Sprache auftreten.

Durch Befall im Kleinhirn kommt es zu Koordinationsstörungen, die sich durch Zittern (Intentionstremor), unsicheren Gang und Stand bemerkbar machen. Auch kann das flüssige Sprechen beeinträchtigt sein.

Ist das Rückenmark betroffen, so können einerseits Gefühlsstörungen auftreten, andererseits kann es zu Lähmungen und Störungen der Muskelanspannung (zu stark oder zu schwach) kommen. Ferner sind Blasen- und Mastdarmstörungen möglich.

Psychische Beeinträchtigungen in Form von traurigen Verstimmungen als Reaktion auf die Erkrankung sind verständlich. Selten kann es auch zu gehobener (euphorischer) Stimmung kommen. Kognitive Beeinträchtigungen wie Gedächtnis- und Aufmerksamkeitsstörungen sind häufig.

Rasche Ermüdbarkeit und vorzeitige Erschöpfung sind häufig zu beobachten. Es ist wichtig, für sich individuell die Belastbarkeitsgrenze, die sich auch immer wieder ändern kann, zu erkennen.

Schmerzen können durch die vermehrte Muskelanspannung oder durch Missempfindungen sowie durch die bereits erwähnte Trigeminusneuralgie bedingt sein.

Je nach Verlauf unterscheiden wir die von Anfang an fortschreitende (primär-chronische), die schubförmige und die zunächst schubförmige, aber später chronische (sekundär-chronische) Verlaufsform der MS.

Bei den schubförmigen Verlaufsformen können die Beschwerden ganz oder teilweise wieder verschwinden (Remission). Oft wird die MS mit den eher ungünstigen Verlaufsformen in Verbindung gebracht und dabei übersehen, dass bei ca. 30–40 % der Betroffenen ein günstiger Verlauf der MS vorkommt. Individuelle Vorhersagen sind damit leider nicht möglich. Durch frühen Einsatz der immunmodulatorischen Therapien kann die Prognose der MS günstig beeinflusst werden.

Diagnose

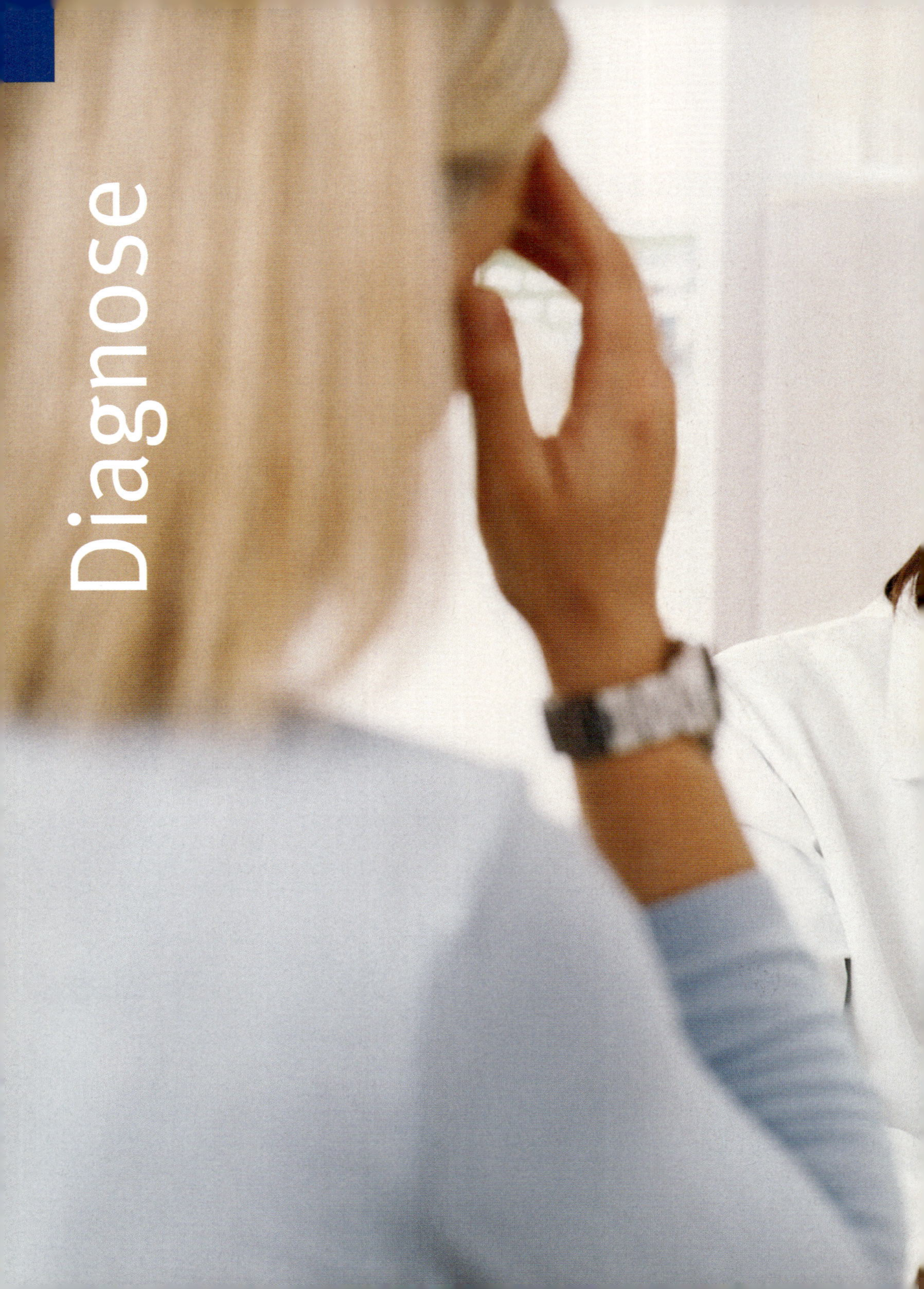

Die Krankheit erkennen

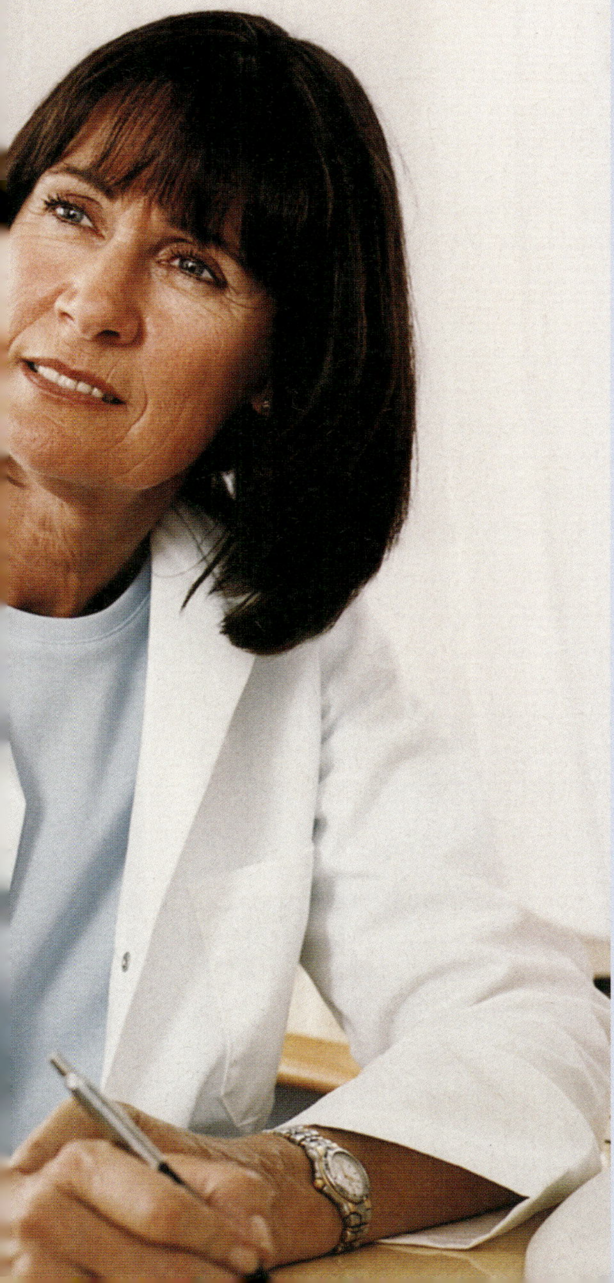

Klinische Untersuchungen

Bevor Ihnen der Arzt die Diagnose MS mitteilte, sind bereits eine Reihe von Untersuchungen durchgeführt worden, die letztlich immer zusammen mit Ihren Beschwerden (den so genannten Symptomen) diese Diagnose stützen. Vorab muss gesagt werden, dass es nach wie vor keine Untersuchungsmethode gibt, die eine MS beweist oder sicher ausschließt.

Zur Diagnose sind immer mehrere Untersuchungen notwendig.

Die Diagnose kann immer nur gestellt werden, wenn mehrere kleine Mosaiksteinchen zusammenpassen, seien es einerseits die klinischen Symptome, der Verlauf (Schübe und Remissionen) und andererseits die Befunde der Zusatzuntersuchungen. Die heutigen Untersuchungsmethoden, wie moderne bildgebende Verfahren, erhöhen aber die Wahrscheinlichkeit der richtigen Diagnose.

Sie sind – sei es durch einen niedergelassenen Nervenarzt oder im Krankenhaus – sicherlich mehrfach »körperlich« untersucht worden und haben sich vielleicht gefragt, was der Arzt feststellen kann, wenn er mal hier, mal dort klopft, sticht, zuschaut, wie Sie mehr oder weniger unsicher die Fingerspitze zur Nasenspitze führen, mit geschlossenen Augen gehen, auf einem Bein hüpfen und so weiter.

Nun, es kann nicht Aufgabe der vorliegenden Aufzeichnung sein, Ihnen jede Einzelheit einer klinischen Untersuchung zu erläutern (Medizinstudenten müssen dies ein Semester lang lernen), aber einige immer wiederkehrende Dinge wollen wir kurz erklären.

Wenn man sich in Erinnerung ruft, dass die MS unterschiedliche Beschwerden hervorrufen kann, ist es verständlich, dass eine Reihe klinischer Untersuchungen notwendig ist. Der Einfachheit halber wollen wir der Reihe nach die häufigsten Beschwerden mit den entsprechenden Untersuchungen beschreiben.

AUS DEM LEBEN

Fragliche Fehldiagnose

Bei der 50-jährigen Patientin war es seit 18 Jahren zu Schmerzen im Halswirbelsäulenbereich gekommen, die jedoch keine Ausstrahlung in die Arme hatten. Es traten Gefühlsstörungen in den Armen auf, zusätzlich kam es zu Lähmungen in dem ersten und zweiten Finger. Die Patientin wurde neurochirurgisch vor 16 Jahren im Halswirbelsäulenbereich in Höhe des 4. und 5. Wirbels operiert. Zwei Jahre später wurde erneut eine Bandscheiben-Operation im Halswirbelsäulenbereich durchgeführt und 10 Jahre später folgte eine dritte Bandscheiben-Operation in Höhe der Halswirbelkörper 6 und 7.

Die Patientin stellte sich jetzt erneut neurologisch vor, weil sie ein Nachlassen der Kraft im rechten Arm und rechten Bein verspürte sowie rechtsseitige Gefühlsstörungen. Bereits seit mehreren Jahren bemerkte sie eine verstärkte Ermüdbarkeit sowohl bei anstrengenden körperlichen als auch geistigen Tätigkeiten. Bei der klinisch-neurologischen Untersuchung zeigten sich eine Kraftminderung der rechten Körperseite, ferner gesteigerte Muskeleigenreflexe auf der rechten Körperseite und auch positive Pyramidenbahnzeichen. Im Bereich der Hirnnerven zeigte sich eine so genannte internucleäre Ophthalmoplegie rechts (Augenmuskellähmung).

Das daraufhin durchgeführte Kernspintomogramm des Kopfes zeigte entzündliche Veränderungen. Die Nervenwasseruntersuchung wies einen chronisch-entzündlich veränderten Liquor mit so genannten oligoklonalen Banden auf.

Das Kernspintomogramm des Rückenmarks zeigte entzündliche Herde. Es wurde die Diagnose einer MS gestellt.

Im weiteren Verlauf kam es akut zu einer deutlichen Verschlechterung der Gehfähigkeit sowie zu Blasenentleerungsstörungen, so dass eine Kortison-Stoß-Therapie durchgeführt wurde und bei einem erneuten Schub ein Jahr später, wurde die Patientin auf eine immunmodulatorische Substanz (hier Betaferon) eingestellt. Sie vertrug Betaferon gut; seit der Betaferon-Therapie besteht Schubfreiheit.

Ob die seit Jahren wiederkehrende Gefühlsstörung und Lähmung wirklich auf die Bandscheibenerkrankung allein zurückzuführen war, ließ sich im Nachhinein nicht mehr sicher feststellen. Es bleibt aber zu vermuten, dass ein Teil der früheren Beschwerden auch durch die erst 18 Jahre nach Auftreten erster Beschwerden festgestellte MS-Erkrankung verursacht wurden. Die bestehende Ermüdbarkeit muss als Symptom der MS interpretiert werden, es wird auch als Fatigue bezeichnet.

Sehstörungen untersuchen

Wenn Sehstörungen auftreten, wird meist eine Untersuchung bei einem Augenarzt durchgeführt, um die Sehschärfe, die Funktionsfähigkeit der Augenmuskeln, den Sehnerv, die Pupillenreaktionen und das Augenzittern zu überprüfen.

Wir wollen entsprechend der Gliederung des vorherigen Kapitels bei den Augenstörungen beginnen: In den meisten Fällen wird, wenn Sie Augenstörungen haben, zusätzlich ein Augenarzt hinzugezogen, da dieser genauere Untersuchungen machen kann als ein Nervenarzt. Jeder der beiden wird Ihnen mit einem so genannten Augenspiegel (eine bestimmte Art von Lampe) in die Augen leuchten; er sieht dort den Eintrittspunkt des Sehnervs. Ferner wird Ihre Sehschärfe geprüft, indem Sie auf Tafeln Zahlen oder Buchstaben erkennen müssen, manchmal wird dieses vereinfacht untersucht durch Vorhalten von Fingern des Untersuchers, deren Zahl Sie dann anzugeben haben.

Oft wird auch das Gesichtsfeld ausgemessen. Die Augenmuskeln werden überprüft, indem der Arzt Sie bittet, seinen vorgehaltenen Finger anzuschauen und entsprechend seinen Bewegungen hinterherzublicken. Ferner werden die Pupillenreaktionen geprüft (der Arzt leuchtet mit einer Lampe in Ihre Augen). Das Augenzittern (Nystagmus) ist bei starker Ausprägung direkt zu sehen, in den übrigen Fällen ist es mithilfe einer so genannten »Frenzel-Brille« sichtbar. Diese Brille verhindert, dass Sie einen Gegenstand genau ansehen (fixieren) können, während der Arzt Ihre Augen vergrößert sieht und die Augenbewegungen erkennen kann.

Sensibilitätsstörungen erkennen

Bei Sensibilitätsstörungen wird die Berührungsempfindlichkeit, die Wahrnehmungsfähigkeit für Schwingungen und die Schmerzempfindlichkeit geprüft.

Störungen der Berührungsempfindlichkeit lassen sich durch Berühren mit einem Wattebausch feststellen, indem einzelne Körperabschnitte jeweils im Seitenvergleich untersucht werden. Zusätzlich wird mithilfe einer Stimmgabel, die auf verschiedene Knochenvorsprünge gesetzt wird, das so genannte »Vibrationsempfinden« (das Vibrationsempfinden ist die Wahrnehmungsfähigkeit für die Schwingungen der Stimmgabel) getestet. Die Schmerzempfindung wird durch ein leichtes Stechen mit einer Nadel geprüft.

Gleichgewichts- und/oder Koordinationsstörungen

Um Störungen des Gleichgewichts festzustellen, sind Geh- und Standübungen (zum Beispiel mit geschlossenen Augen gehen und stehen) notwendig.

Koordinationsstörungen lassen sich unter anderem durch den »Finger-Nase-Versuch« (Sie führen mit geschlossenen Augen die Fingerspitze zur Nasenspitze) und durch den »Knie-Hacke-Versuch« (Sie setzen beispielsweise bei geschlossenen Augen den rechten Hacken auf das linke Knie und fahren am Schienbein herunter) feststellen. Selbstverständlich gibt es noch eine Reihe weiterer Untersuchungen; sie alle hier zu beschreiben, würde den Rahmen sprengen.

Bei Störungen des Gleichgewichts werden verschiedene Gang- und Standprüfungen durchgeführt. Bei Koordinationsstörungen wird geprüft, ob gezielte Bewegungen ausgeführt werden können.

Untersuchung der Muskeln

Die Prüfung der Muskelspannung (Muskeltonus) erfolgt durch passives Durchbewegen: Der Arzt bewegt Ihre Arme und Beine, dabei kann er unter Umständen eine »Spastik« (erhöhter Muskeltonus) feststellen. Ferner prüft der Arzt Ihre Muskelkraft, indem er Sie bittet, zum Beispiel den Arm zu beugen, zu strecken und so weiter, dabei setzt er Ihrer Kraft Widerstand entgegen.

Neben dieser gezielten Kraftprüfung wird er darauf achten, ob Sie in der Lage sind zu gehen, auf einem Bein zu stehen, zu hüpfen, sich aufzurichten beziehungsweise ob Sie hierzu Hilfsmittel benötigen.

Die »Reflexe« werden geprüft, indem mit einem kleinen Hammer auf Sehnen der entsprechenden Muskeln geklopft wird.

Bei der Untersuchung der Muskeln werden die Muskelkraft, der Anspannungszustand der Muskeln (Muskeltonus) und die Muskeleigenreflexe überprüft. Damit kann festgestellt werden, ob Lähmungen (Kraftminderung) vorliegen oder eine erhöhte Muskelanspannung (Spastik).

Bei der MS-Erkrankung können Reflexe auftreten, die normalerweise nicht da sind.

Oft sind die Reflexe bei MS-Patienten auf einer Körperseite lebhafter als auf der anderen. Es kann auch zu so genannten »pathologischen Reflexen« (das sind Reflexe, die normalerweise nicht da sind) kommen. Hier sei nur der Babinski-Reflex erwähnt, bei dem durch das Bestreichen des seitlichen Fußrandes die Großzehe sich nach oben bewegt. Bei MS-Patienten fehlen ferner häufig die so genannten Bauchhautreflexe, ebenfalls ein Zeichen der Rückenmarksschädigung. (Normalerweise kommt es bei Bestreichen der Bauchhaut zur kurzen Anspannung der Bauchmuskulatur).

Natürlich können nicht alle grundsätzlich möglichen Untersuchungen hier aufgezählt werden. Sie sollten aber, wenn Sie Fragen bei den Untersuchungen haben, diese unbedingt mit Ihrem Arzt besprechen. Wenn Sie den Sinn der Untersuchungen begreifen, werden Sie besser mitarbeiten können. Diese »klinische Untersuchung« ist nicht nur in akuten Schüben notwendig, sondern auch bei Wohlergehen als Kontrolluntersuchung.

ZUSAMMENFASSUNG

Die körperliche Untersuchung ist unerlässlich

Es gibt keine einzelne Untersuchungsmethode, die das Vorliegen einer MS nachweist. Immer sind mehrere Untersuchungen notwendig. Neben der Schilderung der Beschwerden und der körperlichen (klinischen) Untersuchung (Sensibilitätsstörungen, Gleichgewichts- und/oder Koordinationsstörungen, Untersuchung der Muskeln) sind unter Umständen noch augenärztliche Untersuchungen notwendig.

Technische Untersuchungen

Wie die Untersuchung des Nervenwassers, bildgebende Verfahren und elektrophysiologische Untersuchungen funktionieren, wird im Folgenden beschrieben.

Nervenwasseruntersuchung (Lumbalpunktion)

Es ist immer wieder bedauerlich, mit wie viel Angst und Sorge die Lumbalpunktion von den Patienten gesehen wird. Auch hier ist es notwendig, sich genauestens zu informieren, um sich nicht unnötig zu ängstigen.

Warum wird überhaupt das Nervenwasser untersucht? Ähnlich wie bei den Blutuntersuchungen bei anderen Erkrankungen, z.B. Erhöhung der Leberwerte bei Leberentzündung, sind Veränderungen des Nervenwassers festzustellen, wenn ein entzündlicher Prozess in Gehirn vorliegt.

Typische Veränderungen im Nervenwasser

Bei der MS ist das Nervenwasser dahingehend typisch verändert, dass bestimmte Eiweißkörper nachzuweisen sind, die im Gehirn von MS-Patienten (in mehr als 90% der Fälle) gebildet werden. Es handelt sich vor allem um Immunglobulin G, das in die so genannten oligoklonalen Banden aufgetrennt werden kann. Ferner kann bei der MS als Ausdruck der Entzündung die Liquorzellzahl (Zellen im Nervenwasser) erhöht sein (vergleichbar mit vermehrten weißen Blutkörperchen im Blut bei einer Entzündung). Auch die positive so genannte MRZ-Reaktion (Masern, Röteln, Zoster) ist typisch bei der MS.

Bei MS-Patienten lassen sich häufig bestimmte Eiweißkörper (Immunglobulin G) im Nervenwasser (Liquor) nachweisen. Auch die Zellen können im Liquor erhöht sein.

Außerdem dient eine Nervenwasseruntersuchung auch immer dazu, andere Erkrankungen auszuschließen (z.B. die Borrelien-Erkrankung).

Die Nervenwasseruntersuchung wird mit einer dünnen Nadel durchgeführt. Es kann dabei nicht zu einer Verletzung des Rückenmarks kommen, da die Punktionsnadel unterhalb des Rückenmarks in den Wirbelkanal eingeführt wird.

Wie funktioniert die Lumbalpunktion?

Oft wird statt Nervenwasserentnahme (Lumbalpunktion) fälschlicherweise Rückenmarkspunktion gesagt. Das führt verständlicherweise zu Angst. Die Punktionsnadel wird jedoch in den untersten Teil des Wirbelkanals eingeführt. Dort besteht keine Gefahr der Rückenmarksverletzung, weil das Rückenmark nicht so weit herunter reicht. Bevor die Punktionsnadel eingeführt wird, wird meist mit einer kleinen Nadel örtlich betäubt. Der Patient merkt nur einen kleinen Einstich, ähnlich wie bei einer Blutentnahme. Bei der eigentlichen Punktion kann ein leichtes Druckgefühl im Rücken entstehen.

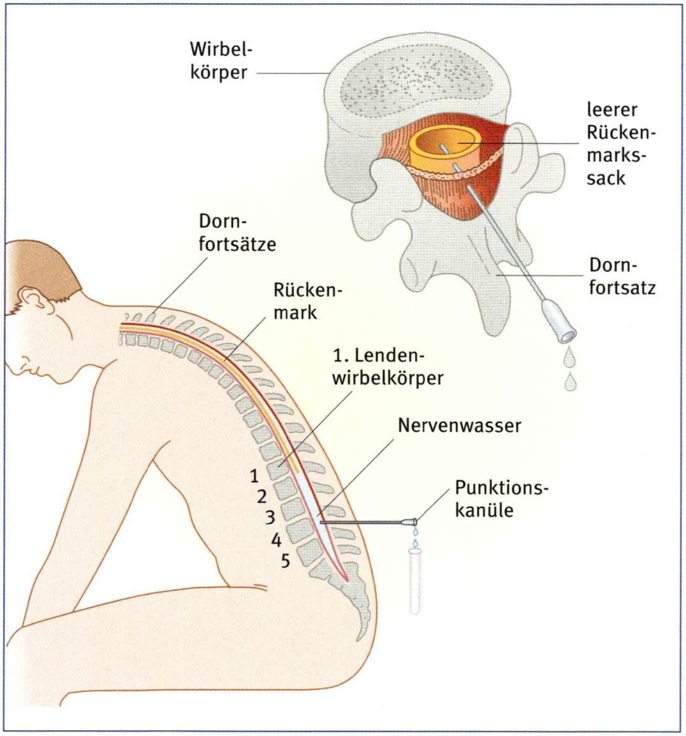

Bei der Lumbalpunktion wird im unteren Teil des Wirbelkanals Nervenwasser entnommen – unterhalb des 1. Lendenwirbelkörpers, im leeren Rückenmarkssack. ▶

Mögliche Folgen nach einer Nervenwasseruntersuchung

Einige Patienten leiden im Anschluss an eine Punktion unter Kopfschmerzen und gelegentlich auch Übelkeit. Im Anschluss an eine Punktion sollte der Patient deshalb für 1–2 Stunden Bettruhe einhalten und viel trinken. Treten dennoch Kopfschmerzen auf, so können einfache Schmerzmittel (zum Beispiel Aspirin) eingenommen werden. Eventuell sind dann auch einige Tage Bettruhe einzuhalten. Typisch für diesen »postpunktionellen Kopfschmerz« (Kopfschmerz, der nach einer Lumbalpunktion auftritt) ist, dass er im Liegen meist verschwindet und nach dem Aufstehen wieder auftritt.

Bildgebende Verfahren – CT und MRT

Bildgebende Verfahren zeigen, ob Veränderungen im Gehirn vorliegen.

Die Computertomographie (CT) ist eine spezielle Röntgenuntersuchung, bei der Gehirnstrukturen dargestellt und eventuell entsprechende Veränderungen am Gehirn sichtbar werden. Die Strahlenbelastung dieser Untersuchung entspricht denen bei anderen Röntgenuntersuchungen (zum Beispiel Lungenröntgenaufnahmen).

Wesentlich genauer und schon früher können Gehirnveränderungen mit der » Magnetresonanztomographie« (abgekürzt MRT oder auch »Kernspintomographie« genannt) festgestellt werden. Weder die Computertomographie noch die MRT ist schmerzhaft. Unangenehm kann die MRT nur insofern sein, als man längere Zeit (30 Minuten) in einer engen Röhre liegen muss.

Die Aussagekraft der Kernspintomographie ist hoch

Statt Röntgenstrahlen werden bei der MRT Magnetfelder angewendet, die nicht schädlich sind. Diese Untersuchung ist sowohl für die Früherkennung als auch zur Verlaufsbeobachtung und Therapiekontrolle geeignet. Für die MS sind Verän-

MRT-Befunde

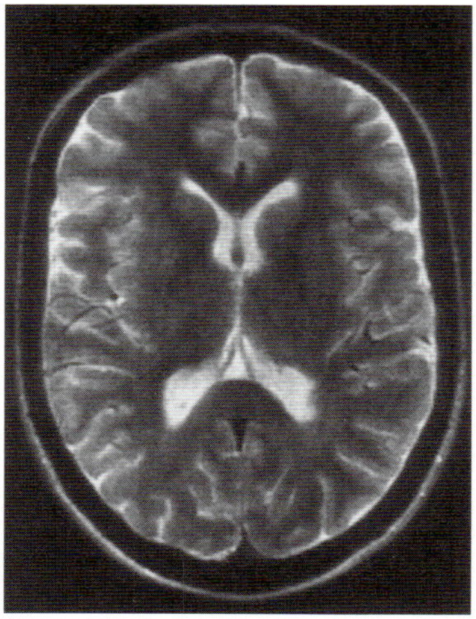

Unauffälliger MRT-Befund bei einer Patientin im ersten Schub

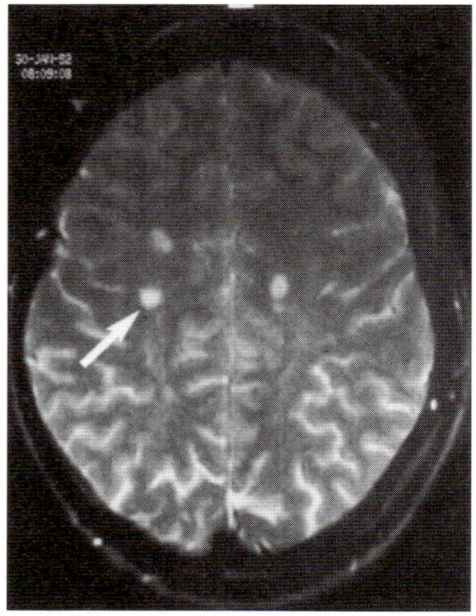

Für die MS typische Veränderungen in der Nähe der Gehirnkammern (= periventrikulär)

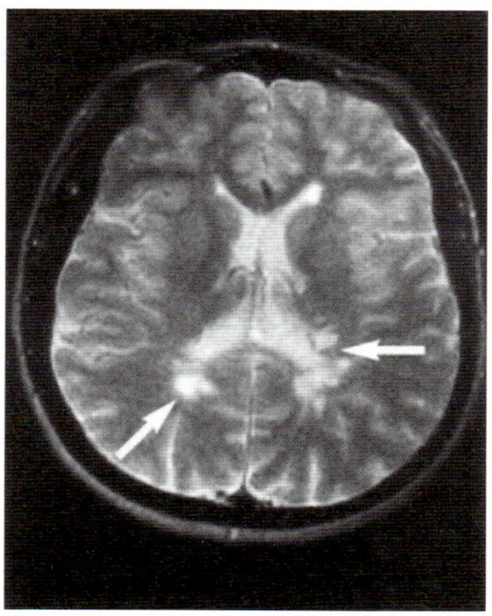

Typische periventrikuläre Veränderungen beim fortgeschrittenen Verlauf

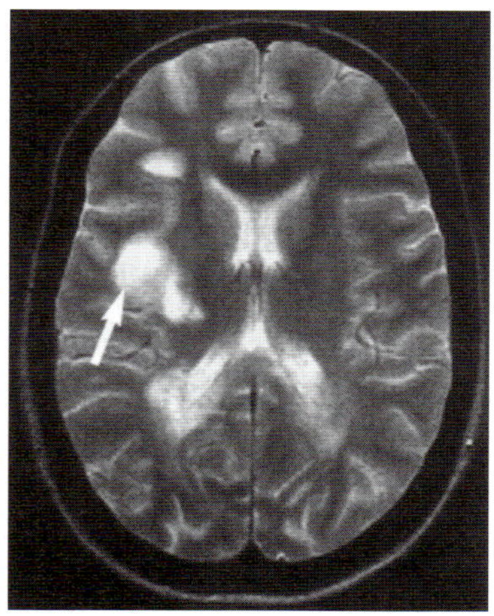

Ungewöhnlich große Herde bei länger bestehender MS

derungen in der Nähe der Gehirnkammern typisch (periventrikulär).

Früherkennung. Aus der klinischen Erfahrung wissen wir, dass bei einem ersten klinischen Schub einer MS bereits mehrere Läsionen vorhanden sein können. Dies deutet darauf hin, dass die meisten aktiven Entzündungen klinisch »stumm«, d.h. unbemerkt verlaufen können.

ACHTUNG

Die MRT kann eine Lumbalpunktion nicht ersetzen

Obwohl die MRT-Untersuchung eine hohe Aussagekraft hat, kann die Diagnose nicht allein aus dem MR-Tomogramm gestellt werden. Die Nervenwasseruntersuchung wird durch die MRT nicht überflüssig. Denn beim ersten Krankheitsschub kann das MR-Tomogramm noch ganz unauffällig sein. Eine Lumbalpunktion sollte dann in jedem Fall durchgeführt werden.

Grund hierfür ist wohl die Tatsache, dass nur wenige Läsionen in klinisch wichtigen Gehirnabschnitten liegen (so im Sehnerven dem Nervus opticus, im Hirnstamm, im Rückenmark). Typische MRT-Veränderungen bei der MS sind so genannte White Spots (weiße Flecken). Sie sind Ausdruck von Schwellungen und Verhärtungen und Demyelinisierungen (Markscheidenzerfall). Andere typische Veränderungen sind so genannte Black Holes (schwarze Löcher). Diese zeigen zugrunde gegangenes Hirngewebe an und sind Ausdruck einer Zerstörung der Nervenzellen.

Mit Hilfe der MRT lassen sich bereits im frühen MS-Stadium typische Veränderungen feststellen. Dieses sind zum einen weiße Flecken als Ausdruck des Markscheidenzerfalls, zum anderen sind es schwarze Löcher als Hinweis für zerstörte Nervenzellen.

Verlaufsbeobachtung. Die Anzahl der MS-typischen Herde im MRT hat jedoch eine gewisse prognostische (den Verlauf betreffende) Bedeutung. Wenn bei Erstuntersuchung z.B. bei einem Patienten mit Sehnerventzündung ohne weitere Beschwerden im MRT mehrere Herde nachweisbar sind, dann entwickeln über 80% dieser Patienten innerhalb der nächsten 10 Jahre eine MS. Findet sich dagegen kein Herd im MRT, entwickeln nur ungefähr 10% nach 10 Jahren eine MS. Die MRT erlaubt eine Risikoeinschätzung für einen zweiten Krankheitsschub sowie für die Krankheitsprogression (Fortschreiten).

Therapiekontrolle. Wie bereits erwähnt, dient die MRT-Untersuchung auch der Therapiekontrolle. So konnte unter der Therapie mit Interferon-beta festgestellt werden, dass die MS-Herde zurückgehen. Bei Glatirameracetat setzte der Einfluss auf aktive MS-Herde im Gehirn später ein als bei Interferon-beta und war zudem nicht so ausgeprägt. Auch war die Anzahl neuer Herde unter Interferon-beta- und Glatirameracetat-Therapie geringer als ohne Therapie. Von der Interferon-beta-Therapie ist bekannt, dass sie die Axonschädigung um ca. 50 % reduziert.

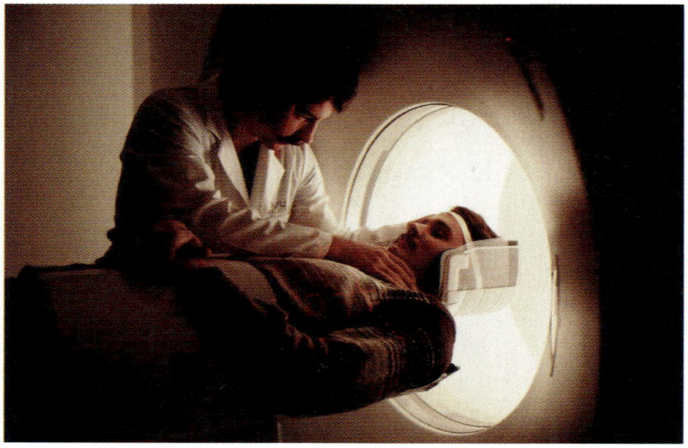

Das MRT hilft bei Verlaufsuntersuchungen zur Einschätzung der Progression (Fortschreiten der Erkrankung). Für die Entscheidung einer frühen immunmodulatorischen Behandlung ist das MRT von großer Bedeutung: Bei Vorliegen von mehreren Läsionen im MRT nach Ablauf eines ersten Schubes wird die frühzeitige Behandlung mit Immunmodulatoren empfohlen.

Therapieentscheidung. Für die Entscheidung eines frühen Beginns mit einer immunmodulatorischen Behandlung ist die Durchführung eines MRT beim ersten Schub von entscheidender Bedeutung. Bei Nachweis von MS-typischen Herden im MRT-Bild und Vorliegen von MS-typischen Veränderungen im Nervenwasser ist der frühe Einsatz einer immunmodulatorischen Behandlung zu erwägen. Bei 50–60 % der Patienten kann man bereits zu Beginn der Erkrankung im MRT-Bild Läsionen im Gehirn erkennen.

Elektrophysiologische Untersuchungen

Ergänzend zur Nervenwasseruntersuchung und der MRT können verschiedene elektrophysiologische Untersuchungen die Diagnose MS untermauern.

Visuell und akustisch evozierte Potenziale

Bei der Untersuchung der visuell evozierten Potenziale werden die durch optische Reize (zum Beispiel Lichtblitze oder wechselnde Schachbrettmuster) ausgelösten Reaktionen im

Gehirn (in der so genannten Sehrinde) gemessen. Bei Vorliegen einer Sehnerventzündung (siehe S. 15) sind diese Reaktionen verlangsamt.

Die akustisch evozierten Potenziale messen die Reaktion auf einen akustischen Reiz (zum Beispiel einen Klicklaut). Bei der MS kann es – wie bereits beschrieben – zu Störungen im Hirnstamm kommen. Da hier wichtige Bahnen für das Hörsystem laufen, kann es zu Verzögerungen der Reaktionen auf akustische Reize kommen, wenn Schädigungen vorliegen.

ACHTUNG

Evozierte Potenziale dienen als Zusatzuntersuchung

Die Untersuchung der visuell und akustisch evozierten Potenziale dient lediglich als Zusatzuntersuchung. Die Untersuchungsergebnisse können die Diagnose MS untermauern. Unauffällige Befunde (Normalbefunde) schließen jedoch eine MS nicht aus.

Magnetstimulation

Bei der Magnetstimulation werden über der Scheitelregion die für die Bewegung zuständigen Bahnen gereizt und die Zeit gemessen, bis es zu einer Muskelzuckung (Hand oder Fuß) kommt. Bereits beim ersten Schub finden sich bei der Mehrzahl der Erkrankten veränderte Befunde.

ZUSAMMENFASSUNG

Es gibt mehrere technische Untersuchungen zur Diagnosestellung

Die Lumbalpunktion ist ein wichtiger Baustein, um die Entzündungszeichen im Nervensystem festzustellen. Die Entnahme des Nervenwassers erfolgt unterhalb des Rückenmarks im unteren Teil des Wirbelkanals, sodass keine Verletzungsgefahr besteht. Die im Anschluss an eine Lumbalpunktion selten auftretenden Kopfschmerzen sind durch einfache Schmerzmittel und Flachlagerung beherrschbar.

Das MR-Tomogramm zeigt die Gehirn- bzw. Rückenmarksveränderungen bereits im Frühstadium sehr genau. Die MRT kann auch zur Therapiekontrolle und als Verlaufsuntersuchung eingesetzt werden.

Ergänzend werden visuell und akustisch evozierte Potenziale sowie die Magnetstimulation eingesetzt, die die Diagnose MS untermauern können.

Ursachen

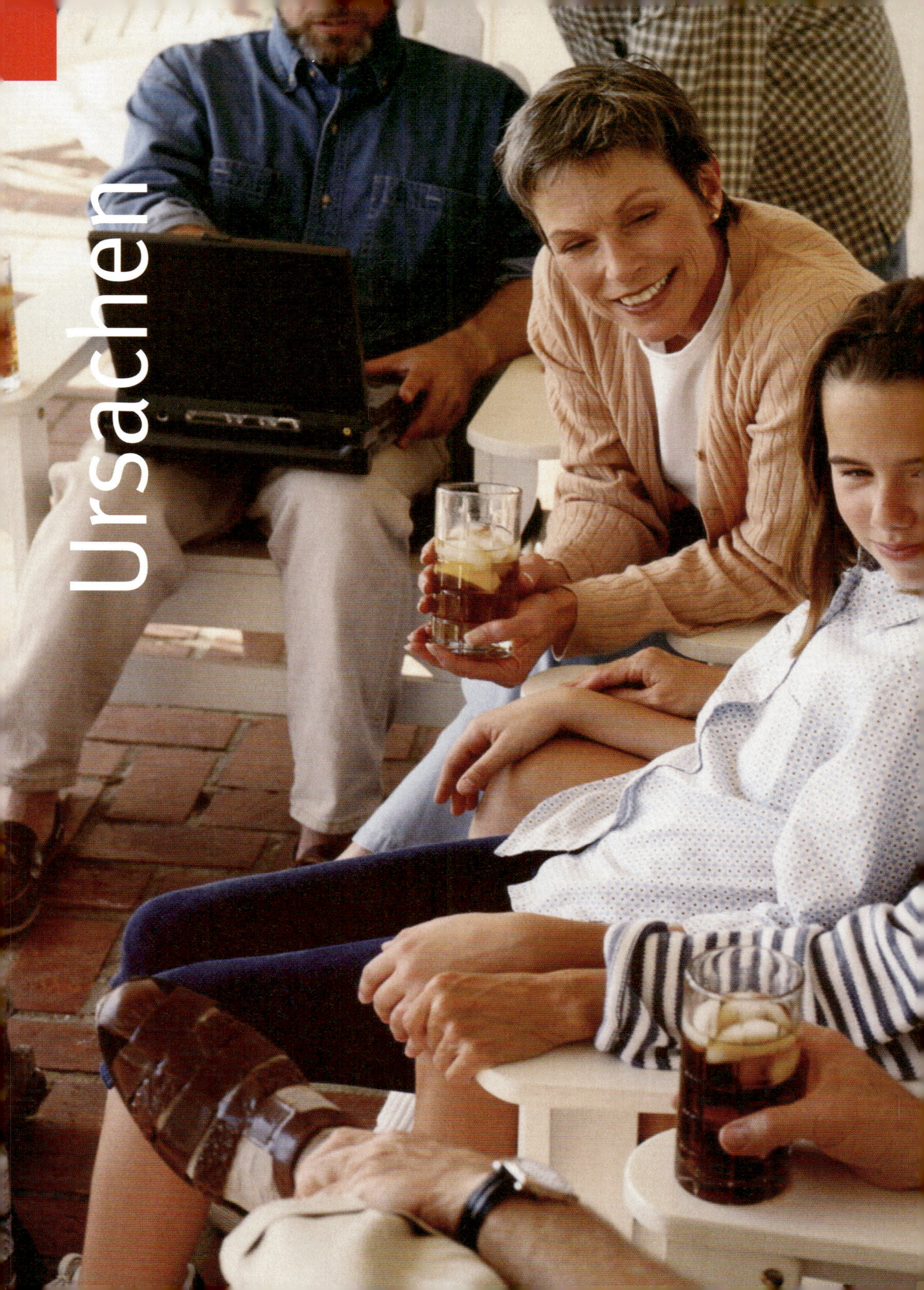

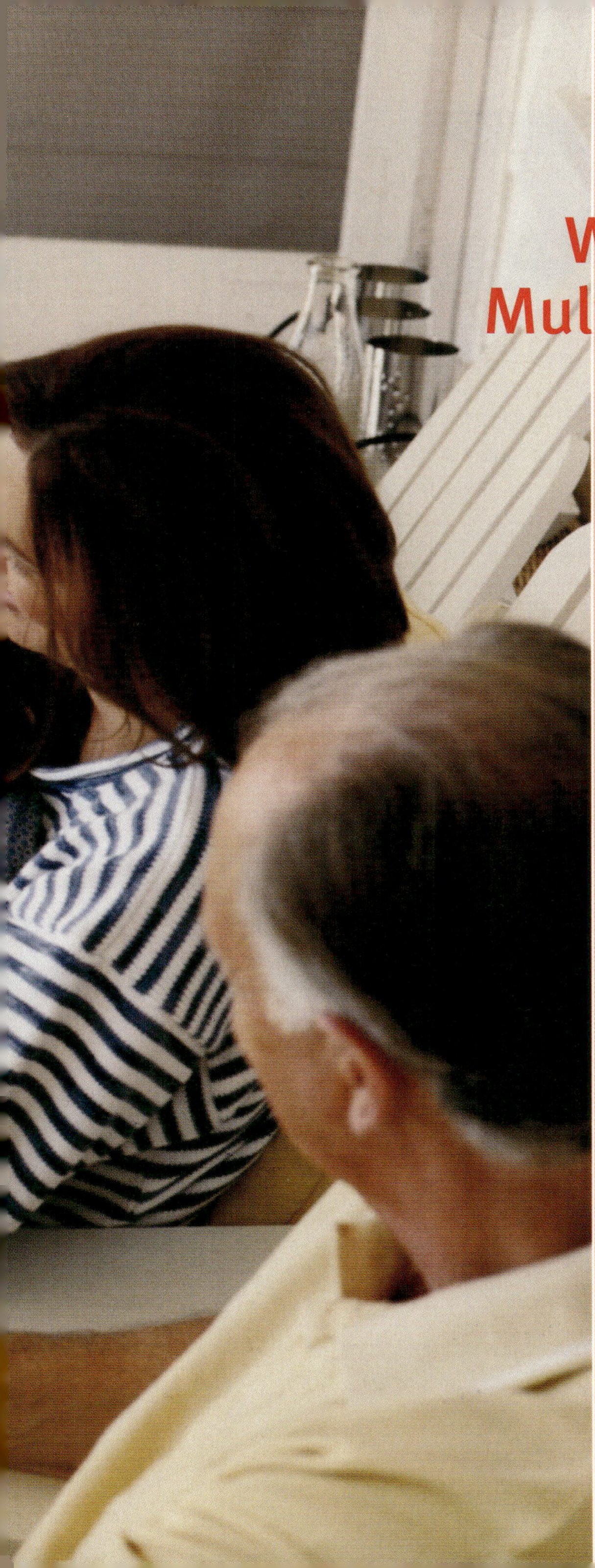

Warum entsteht Multiple Sklerose?

Welche Krankheitstheorien gibt es?

In den letzten Jahrzehnten gab es eine intensive wissenschaftliche Suche nach den Ursachen der MS und den Vorgängen, die das Fortschreiten der Erkrankung bedingen. Wie bei vielen anderen chronischen Erkrankungen (z. B. der Zuckerkrankheit oder dem Gelenkrheuma) zeigte sich, dass nicht eine einzelne Ursache, sondern das Zusammenwirken mehrerer Bedingungen sowohl über den Krankheitsausbruch als auch über das Fortschreiten der Erkrankung entscheiden. Man nennt deswegen MS auch eine »multifaktorielle Erkrankung«.

Das Rätsel der Krankheitsentstehung ist noch nicht gelöst. Wissenschaftler versuchen mit unterschiedlichen Ansätzen, die Ursachen aufzuklären.

Die Erkenntnisse über die MS kommen aus zahlreichen wissenschaftlichen Untersuchungen, die ganz verschiedene Wege beschritten haben:

- Erfassung aller MS-Patienten in einer Region oder einem Land und Vergleich mit anderen Regionen,
- Untersuchung der Lebensgewohnheiten und Umwelt der MS-Patienten,
- regelmäßige Untersuchung der Krankheitsausprägung von MS-Patienten im Verlauf von Jahren,
- Suche nach Krankheitserregern (Bakterien oder Viren),
- Analyse der Erbanlagen bei MS-Patienten und ihren Angehörigen,
- wiederholte Messungen bestimmter Zellen oder Eiweiße des Abwehrsystems im Blut,
- Untersuchung des Hirngewebes verstorbener MS-Patienten,
- Erforschung MS-ähnlicher Erkrankungen bei Tieren u. a.

Aufgrund dieser Forschungsergebnisse können viele Fragen von MS-Patienten beantwortet werden; es sind aber auch neue, bisher ungelöste Fragen aufgeworfen worden, die weiterer Forschung bedürfen.

Es hat sich bewährt, wenn man die Auslösung und den Verlauf der MS getrennt betrachtet. Die Wissenschaftler erforschen also erstens, warum tritt bei einem Menschen die Erkrankung auf, und zweitens, warum sie nicht zum Stillstand kommt, d.h. chronisch verläuft. Man versucht auch zu verstehen, warum die MS so unterschiedlich verläuft: in Schüben oder langsam fortschreitend, mit guter Rückbildung oder bleibenden Beschwerden, mit langen Phasen der Beschwerdefreiheit oder vielen Schüben.

Was löst die Erkrankung aus?

Bei der MS wirken Erbanlagen und Umweltfaktoren auf vielfältige Weise zusammen.

Für die Auslösung der MS sind sowohl Erbanlagen als auch Umweltfaktoren verantwortlich. Die besten Untersuchungen zu dieser Frage kommen aus Kanada, wo alle MS-Patienten und ihre Angehörigen untersucht wurden. Insbesondere hat man die eineiigen Zwillinge von MS-Patienten erfasst, die ein fast identisches Erbgut haben. **Erbanlagen.** Etwa 30 % der eineiigen Zwillinge waren auch an MS erkrankt, d. h. wesentlich häufiger als Geschwister oder zweieiige Zwillinge. Daraus kann man schließen, dass das Vorhandensein bestimmter Erbanlagen das Auftreten der MS fördert, aber nicht ausreichend ist, die MS auszulösen. Dies deckt sich mit der Erfahrung, dass nur etwa 5 % aller MS-Patienten einen nahen oder entfernten Verwandten angeben können, der auch an MS erkrankt ist.

Welches sind nun aber die Erbanlagen, die die MS begünstigen? In der Zwischenzeit weiß man, dass es zahlreiche gibt. Keine einzelne dieser Erbanlagen reicht aus, um die MS in Gang zu setzen. Auch gesunde Menschen können einzelne dieser Erbanlagen haben. Es kann sein, dass die besondere Mischung der Erbanlagen, die ein Kind von Vater und Mutter übernimmt, wichtig ist, wie auch das Beispiel der eineiigen Zwillinge mit MS zeigt.

Umweltfaktoren. Und welche Umweltfaktoren sind verantwortlich? Hier hat man in Jahrzehnten mit großem Aufwand nach bestimmten Krankheitserregern gesucht, einzelne Ernährungs- und Lebensgewohnheiten sowie andere Umweltbedingungen geprüft, ohne eine eindeutige Antwort zu finden. Dennoch bleibt es eine Tatsache, dass die MS in südlichen Regionen (z.B. in Italien) weniger häufig ist als in nördlichen Regionen (z.B. in Skandinavien), so dass einzelne Forscher sogar der Sonnenstrahlung einen besonderen Schutz gegen die MS zusprechen.

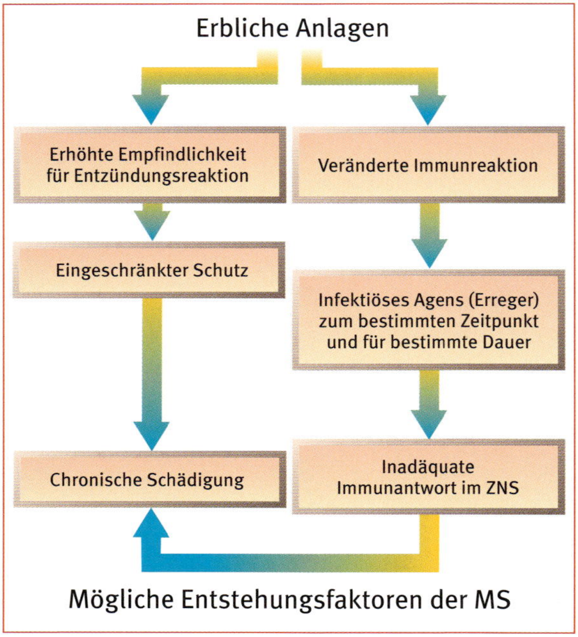
Erbliche Anlagen
Erhöhte Empfindlichkeit für Entzündungsreaktion
Veränderte Immunreaktion
Eingeschränkter Schutz
Infektiöses Agens (Erreger) zum bestimmten Zeitpunkt und für bestimmte Dauer
Chronische Schädigung
Inadäquate Immunantwort im ZNS
Mögliche Entstehungsfaktoren der MS

▲ Die Abbildung zeigt, dass die Erbanlagen eines Menschen für eine mögliche erhöhte Empfindlichkeit für Entzündungsreaktionen sowie eine veränderte Immunantwort des Körpers verantwortlich sind. Dies kann über verschiedene Zwischenschritte zu einer chronischen Schädigung des Nervensystems führen.

Einverständnis besteht aber, dass die entscheidenden Umweltfaktoren bereits lange vor dem Auftreten der MS wirksam sind, wahrscheinlich in der Kindheit und Jugendzeit. Dieser Umstand erklärt auch die Schwierigkeiten der Wissenschaftler, die praktisch im Nachhinein die MS-Patienten und ihre Familien befragen müssen, wie ihre Lebensbedingungen viele Jahre zuvor waren.

Was bestimmt den Verlauf?

Für das Fortschreiten der MS werden zwei Vorgänge bei den MS-Patienten verantwortlich gemacht: Erstens gibt es eine besondere Verletzlichkeit derjenigen Zellen im Gehirn und Rückenmark, die die Isolierschicht der Nervenfasern bilden; und zweitens ist das Abwehrsystem des Körpers gestört, so dass es die genannten Zellen und die Nervenfasern attackiert.

Das Abwehrsystem hat eigentlich die Aufgabe den Menschen vor Infektionen zu schützen. Es kann aber fehlgeleitet werden, mit dem Ergebnis, dass es nicht Bakterien oder Viren, sondern körpereigenes Gewebe angreift. Verantwortlich sind Zellen und Eiweißmoleküle des Abwehrsystems, die in das Nervensystem einwandern, an dessen Zellen binden und die Funktion stören. Es kommt bei der MS letztendlich zu einem Verlust der Isolierschicht (Myelin) der Nervenfasern im Gehirn und Rückenmark, aber auch zu einem Untergang (Degeneration) von Nervenzellfortsätzen (Axonen).

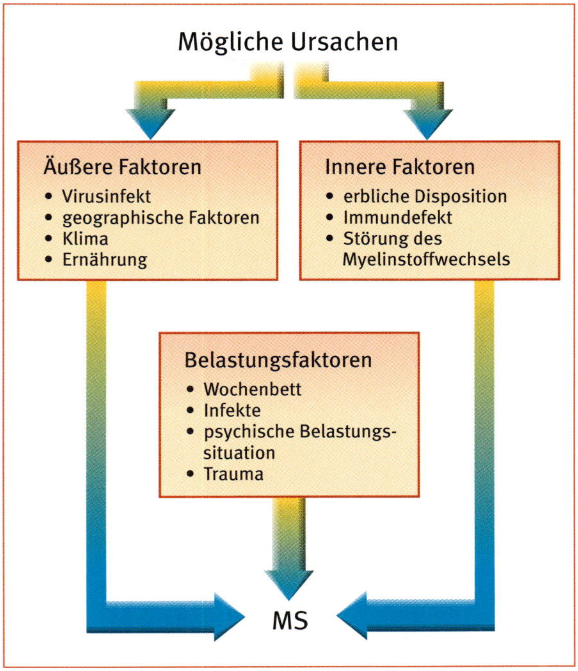

▲ MS ist eine multifaktorielle Erkrankung, bei der verschiedene äußere und innere sowie auslösende Faktoren eine Rolle spielen können.

Diese Erkenntnisse werden gestützt durch mikroskopische Untersuchungen des Hirngewebes von MS-Patienten, durch umfangreiche Analysen des Abwehrsystems zahlreicher MS Patienten und auch durch die Erforschung von MS-ähnlichen Erkrankungen bei Menschen und Tieren.

Bisher war die Behandlung der MS in wissenschaftlichen Studien nur erfolgreich, soweit das Abwehrsystem des Körpers beeinflusst wurde. Nun wenden sich die Wissenschaftler auch mehr und mehr dem Aspekt zu, wie man die Zellen im Gehirn und Rückenmark schützen kann oder wie man ihnen helfen kann, sich zu erholen. Zurzeit sind dafür aber noch keine verlässlichen Behandlungen verfügbar.

Ursachen

ZUSAMMENFASSUNG

MS als multifaktorielle Erkrankung

Die Ursache der MS ist noch nicht bekannt. Am ehesten ist davon auszugehen, dass die MS eine multifaktorielle Erkrankung ist, bei der Erb- und Umwelteinflüsse in vielfältiger Weise zusammenwirken. Das Fortschreiten der MS wird bedingt durch eine Fehlsteuerung des Immunsystems und eine Verletzlichkeit (Vulnerabilität) der Nervenscheiden-bildenden Zellen. Auch äußere Faktoren, wie eine virale Infektion und klimatische Verhältnisse können von Bedeutung sein.

Wie viele Menschen sind betroffen?

Das Durchschnittsalter bei Beginn der Erkrankung liegt zwischen 20 und 40 Jahren; selten haben Kleinkinder oder Menschen über 60 erste Anzeichen der MS. Etwa 85 % der Erkrankungen beginnen mit einem typischen Schub, bei etwa 15 % der Patienten verläuft die Erkrankung von Anfang an schleichend.

In Deutschland erkrankt etwa jeder tausendste Einwohner im Laufe seines Lebens an MS. Die Lebenserwartung von MS-Patienten ist unter den Bedingungen einer guten medizinischen Behandlung gegenüber Menschen ohne MS statistisch nur wenig vermindert.

Frauen sind häufiger betroffen als Männer

Frauen erkranken häufiger als Männer. Das Überwiegen der Frauen (Verhältnis 3:2) kann bisher nicht befriedigend erklärt werden. Die hormonellen Unterschiede werden als Ursache vermutet. Bedeutsam ist die Zeit der Schwangerschaft, in der selten ein Schub auftritt. Leider kommt es aber im Wochenbett relativ häufig zu Schüben.

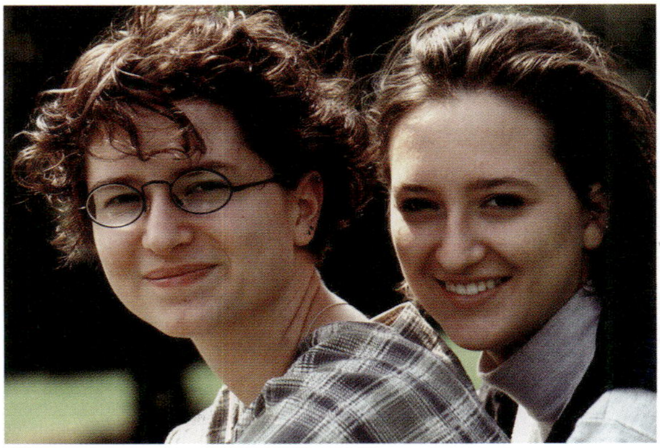

In bestimmten Ländern kommt MS öfter vor

Es gibt Untersuchungen, die aufzeigen, dass in bestimmten Breitengraden der Erde MS häufiger auftritt, in anderen dagegen MS sehr selten ist. So ist in Mitteleuropa und Nordeuropa die MS häufiger, in Südeuropa weniger häufig. In den Tropen ist die MS sehr selten.

Multiple Sklerose tritt in verschiedenen Regionen unterschiedlich häufig auf. ▶

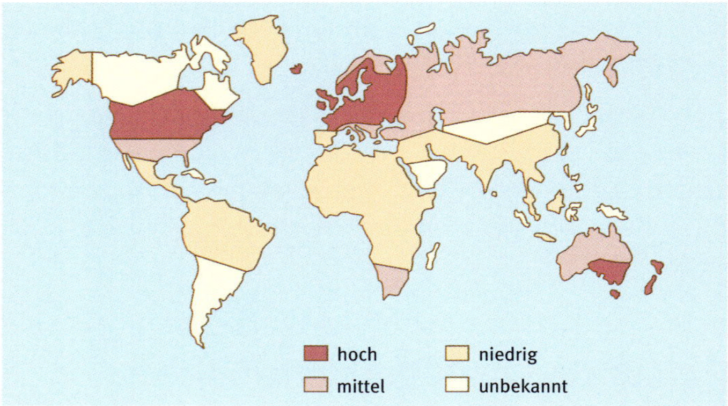

Man vermutet, dass die Krankheitsentwicklung von einem oder mehreren Faktoren abhängig ist, welche in den einzelnen Gebieten der Erde unterschiedlich häufig vorkommen. Eventuell ist dieser Faktor ein Krankheitserreger. Klima (z. B. die Sonnenstrahlung), andere Umweltfaktoren und Ernährungsweise scheinen für die Erkrankungshäufigkeit von Bedeutung zu sein, ohne dass jedoch zum jetzigen Zeitpunkt eine sichere Aussage möglich ist. Es gibt Unterschiede der Ausprägung der MS in verschiedenen Ländern, bei der asiatischen MS (Devic MS) werden z. B. überwiegend die Sehnerven und das Rückenmark geschädigt.

ZUSAMMENFASSUNG

Epidemiologische Daten

MS tritt häufiger bei Frauen auf als bei Männer. Die Erkrankung ist weltweit unterschiedlich häufig – in Nordeuropa tritt sie beispielsweise öfter auf als in Südeuropa und den Tropen. Welcher Faktor – z. B. ein Krankheitserreger oder das Klima – für diese Verteilung verantwortlich ist, ist noch nicht abschließend geklärt.

Antworten auf häufige Fragen

Verschiedene Erbanlagen erhöhen das Risiko, an MS zu erkranken. Die Mischung dieser Erbanlagen und zusätzlich vorhandene Umweltfaktoren entscheiden aber letztendlich, ob die Krankheit ausgelöst wird. Dementsprechend haben nur wenige MS Patienten Verwandte, die auch an MS erkrankt sind.

Ist MS ansteckend?

Es gibt keine Hinweise für eine Übertragung der MS in der Art einer Infektion von einem Menschen auf den anderen. Es ist auch kein MS-auslösender Erreger, Virus oder Bakterium, zweifelsfrei nachgewiesen worden. Dementsprechend gibt es keine Notwendigkeit der Einschränkung im Kontakt mit MS-Patienten.

MS ist nach bisherigen Erkenntnissen nicht ansteckend.

Wie beeinflusst MS das Abwehrsystem?

Bei der MS liegt eine Störung der Funktion des Abwehrsystems (Immunsystems) vor, die zu einer krankhaften Reaktion gegenüber Zellen im Gehirn und Rückenmark führt. Bei einem nicht behandelten MS-Patienten sind die übrigen Aufgaben des Immunsystems aber nicht beeinträchtigt. Allerdings kann es durch eine Form der Behandlung (Immunsuppression) zu einer Abwehrschwäche kommen, die Vorsichtsmaßnahmen erfordert.

Welche Rolle spielt Stress?

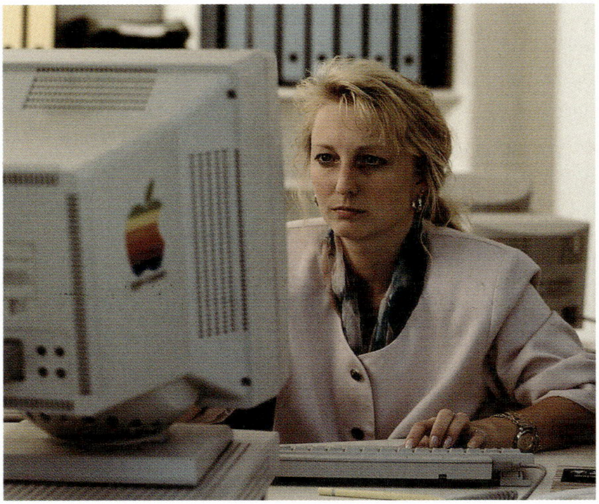

Viele MS-Patienten können angeben, dass sich ihre Erkrankung nach einem außergewöhnlichen Stress (Unfall, Trennungserlebnis, beruflicher Misserfolg) verschlechtert hat. Letztendlich konnte man bisher nicht beweisen oder widerlegen, dass derartige Ereignisse den Verlauf der MS langfristig beeinflussen. Sicher ist jedoch, dass hohe Umgebungstemperaturen (z. B. Sauna) oder übermäßige körperliche Anstrengung zu einer vorübergehenden kurzzeitigen Verschlechterung der Beschwerden der MS führen können. Deswegen raten Ärzte zu Vorsicht bei solchen Aktivitäten.

Warum tritt MS häufig in Schüben auf?

Die MS führt zu Entzündungsherden an verschiedenen Stellen im Gehirn und Rückenmark. Die Entzündungsherde entstehen und bilden sich teilweise zurück. Der Patient merkt, wenn sich ein neuer Entzündungsherd bildet, häufig dadurch, dass neue Beschwerden auftreten, z. B. eine Verschlechterung des Sehens. Es hat sich gezeigt, dass die hoch dosierte Infusionsbehandlung mit Kortison-ähnlichen Medikamenten die Rückbildung dieser Beschwerden beschleunigt.

Wie kann ich den Verlauf günstig beeinflussen?

Wir empfehlen zum Teil aus wissenschaftlich-medizinischen Gründen, zum Teil aus Gründen des körperlich-seelischen Befindens (Reihenfolge ohne Bewertung gemeint):

- Optimierte Behandlung bei einem MS-erfahrenen Neurologen oder Nervenarzt,
- eine aktive Lebensgestaltung und Annahme von Hilfsangeboten,
- Nutzung aller praktischen Hilfsmittel bei Behinderungen,
- Vorantreiben der Berufsausbildung und Berufsausübung soweit möglich,
- eine ausgeglichene Ernährung mit ausreichend Vitaminen und Ballaststoffen,
- Vermeidung von übermäßigen Belastungen (s. o.),
- regelmäßige Information über neue Entwicklungen in der MS-Therapie und Forschung (z. B. im Internet oder über die Selbsthilfegruppen).

Grundsätzlich gibt es keinen Zweifel, dass seelische Prozesse einen bedeutenden Einfluss auf unser Abwehrsystem haben. So sind auch MS-Patienten und ihre Angehörigen »auf der sicheren Seite«, wenn sie ein zufriedenes Leben trotz Behinderungen führen.

ZUSAMMENFASSUNG

Erkrankungsverlauf

Verschiedene Erbanlagen erhöhen das Risiko, an MS zu erkranken. Die Mischung dieser Erbanlagen und zusätzlich vorhandene Umweltfaktoren entscheiden aber letztendlich, ob die Krankheit ausgelöst wird.

- MS ist nach bisherigen Erkenntnissen nicht ansteckend.
- Übermäßigen Stress sollten Sie nach Möglichkeit vermeiden.
- Beim Auftreten eines Schubes sollte mit Kortison behandelt werden.

Therapie

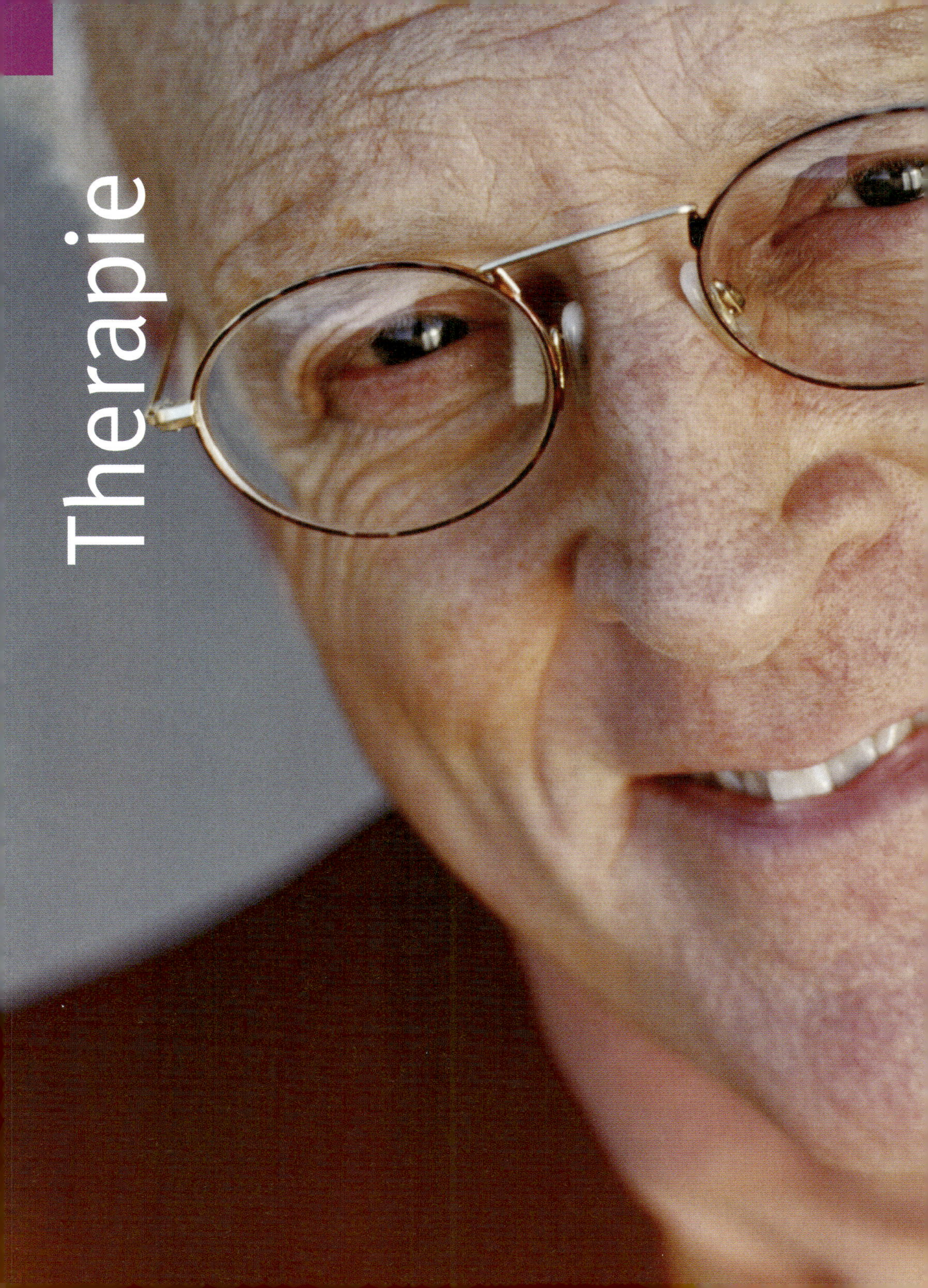

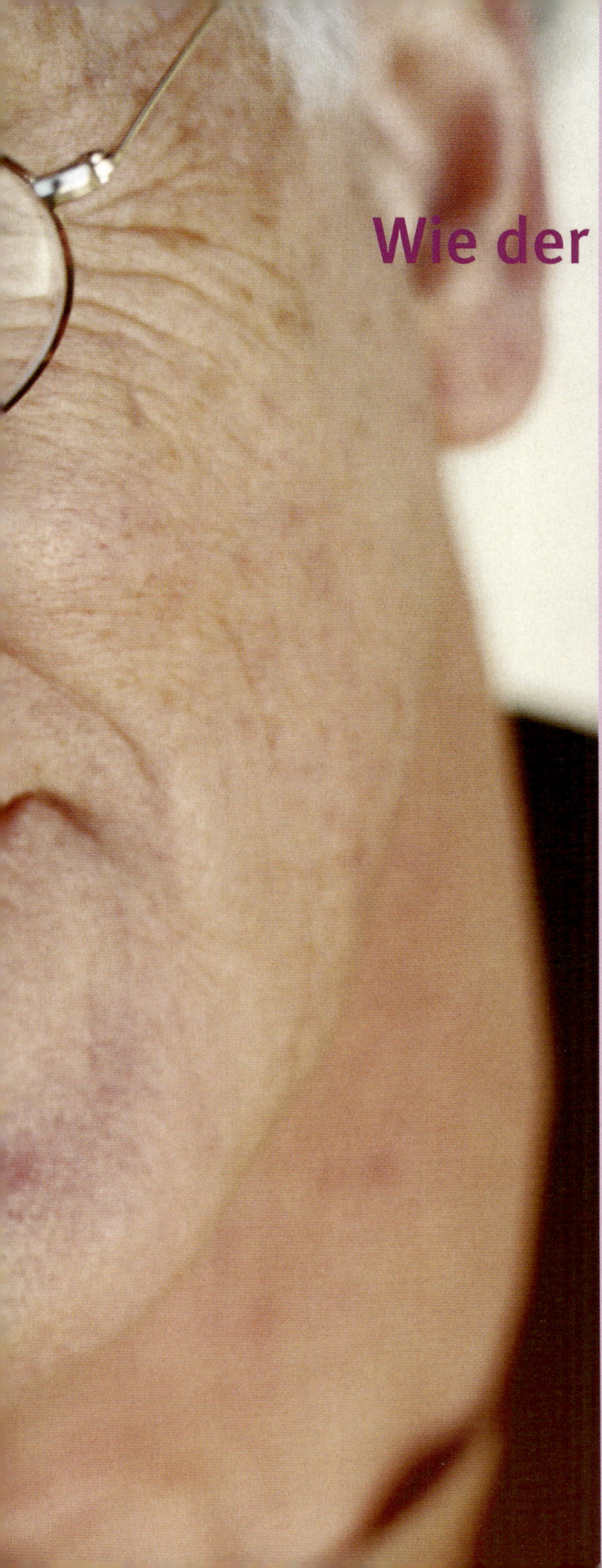

Wie der Arzt behandelt

Kortisonbehandlung

Grundsätzlich muss zwischen den Therapien unterschieden werden, die an der vermuteten Ursache der MS ansetzen und den Behandlungen, die gegen die Symptome (zum Beispiel Blasenstörung) gerichtet sind. Daneben gibt es eine Reihe von allgemeinen Maßnahmen, auf die wir später eingehen.

Wir hatten im vorigen Kapitel besprochen, dass die MS vermutlich von einem entzündlichen Prozess ausgeht. Kortison und verwandte Medikamente (Steroide) wirken (wie bei anderen entzündlichen Erkrankungen auch) entzündungshemmend.

Die Behandlung eines akuten MS-Schubes wird mit Kortison-Infusionen durchgeführt. An drei aufeinander folgenden Tagen wird je 1 g Methylprednisolon intravenös verabreicht.

Behandlung eines akuten Schubes. Die Gabe Kortison-ähnlicher Medikamente bewirkt bei einem akuten Schub die Verkürzung des Schubs. Auf den gesamten Verlauf der Erkrankung hat Kortison keinen Einfluss, sodass eine Dauertherapie mit Kortison nicht sinnvoll ist. Positive Effekte sind in neuester Zeit erzielt worden durch Gabe regelmäßiger Kortikosteroid-Infusionen nach festgelegtem Schema. Diese Ergebnisse müssen jedoch in weiteren Studien bestätigt werden.

Der akute Schub einschließlich der Sehnerventzündung (Optikusneuritis) wird hoch dosiert mit Kortison behandelt. Kortison wird in einer Infusion über die Vene (i. v. = intravenös) gegeben. Es wird für drei Tage täglich eine Infusion mit 1 g Methylprednisolon i. v. verabreicht. Da Kortison zu Magenbeschwerden führen kann, sollte der Patient zum Schutz vor Magenschleimhautentzündungen so genannte Antazida einnehmen. Das sind Medikamente, die die Salzsäure des Magens binden. Alternativ setzt man Medikamente ein, die die Bildung von Salzsäure hemmen. Im Anschluss an die intravenöse Gabe kann mit Tabletten über 14 Tage die Kortisontherapie ausgeschlichen werden (Dosierung 1 mg pro kg

Körpergewicht). Dieses »orale Ausschleichen« ist sinnvoll, wenn sich innerhalb der ersten Tage nur eine geringe Besserung zeigt.

Tabelle: Therapieschema zur Kortisonbehandlung

Sehnerventzündung oder 1. Schub	
Tag 1–3	1 g Methylprednisolon in 1000 ml Glukoselösung 5 % i. v.
Tag 4–14	1 mg/kg Körpergewicht Methylprednisolon p. o., schrittweise reduzieren (als Tabletten)
Tag 15	20 mg Methylprednisolon
Tag 16	10 mg Methylprednisolon
Tag 18	5 mg Methylprednisolon
bei weiteren Schüben	
Tag 1–3	1 g Methylprednisolon in 1000 ml Glukoselösung 5 % i. v. (keine weitere orale Therapie)
	Bei wiederholten Schüben kann dieses Schema mehrmals im Jahr angewandt werden.

Mögliche Nebenwirkungen. Als Nebenwirkung des Kortisons kann es zu psychischen Stimmungsveränderungen, z. B. zu traurigen Verstimmungen, kommen. Bei der intravenösen Gabe kann es zu Schlafstörungen kommen. Andere Nebenwirkungen wie Appetit- und Gewichtszunahme, Blutwertveränderungen, hoher Blutdruck, Blutzuckererhöhungen, Hautveränderungen, Osteoporose (Verminderung des Knochengewebes) sind unter kurzfristiger Anwendung von Kortison unwahrscheinlich. Sie werden erst nach längerer Behandlungsdauer beobachtet. Bei Diabetikern muss allerdings der Blutzucker engmaschig überwacht werden.

ZUSAMMENFASSUNG

Kortisonbehandlung

Die akute Schubbehandlung erfolgt mit hoch dosierter intravenöser (in die Vene verabreichter) Kortisongabe. Bei geringer Wirkung der intravenösen Gabe innerhalb von 3 Tagen kann im Anschluss die Kortisontherapie mit Tabletten langsam ausgeschlichen werden.

Immunsuppressive und immunmodulatorische Therapie

Bei schubförmigem Verlauf der MS-Erkrankung werden Immunmodulatoren eingesetzt. Wenn beim ersten Schub im MRT schon mehrere Herde sichtbar sind, kann der Einsatz dieser Therapie auch schon nach dem ersten Schub erwogen werden.

Immunsuppressiva. Von der Vorstellung ausgehend, dass die MS eine »immunologische« (das Abwehrsystem betreffende) Erkrankung ist, kommen auch so genannte Immunsuppressiva zum Einsatz. Das sind Medikamente, die das Abwehrsystem, das im Falle der MS möglicherweise falsch »arbeitet«, unterdrücken (supprimieren). Die Nebenwirkungen dieser Medikamente können groß sein (z. B. Blutbildveränderungen, Magen-Darm-Störungen, Leberstörungen). Große Erwartungen hatte man bereits seit vielen Jahren in das Medikament Azathioprin gesetzt. Insgesamt konnte jedoch nur eine geringe Wirksamkeit festgestellt werden. Azathioprin wird in einer Dosierung von 2–3 mg pro kg Körpergewicht als Tablette gegeben und immer über ca. vier Wochen einschleichend begonnen. Eine Wirkung ist erst nach einer Gabe von drei bis sechs Monaten zu erwarten. Regelmäßige Blutkontrollen sind erforderlich.

Immunmodulatoren. Interferon-beta und Glatirameracetat kommen bereits im Frühstadium der MS zur Anwendung. Ging man bisher davon aus, dass es zuvor mindestens zwei Schübe in den letzten zwei Jahren gegeben haben musste, so wird jetzt bei Vorliegen MS-typischer klinischer Beschwerden, MS-typischer Veränderungen im Nervenwasser und im MRT auch schon nach dem ersten Schub eine immunmodulatorische Therapie erwogen. Durch die frühe Behandlung konnte die Zeit bis zum Auftreten des zweiten Krankheitsschubes deutlich hinausgezögert werden. Auch konnten die in der kernspintomographischen Darstellung sichtbaren Herde verringert werden. Insgesamt kam es zu einer günstigen Beeinflussung des Krankheitsverlaufes.

AUS DEM LEBEN

Immunmodulatorische Therapie nach dem 1. Schub

Der 24-jährige Patient erlitt einen ersten MS-Schub mit Lähmung beider Beine. Die Nervenwasseruntersuchung zeigte eine entzündliche Veränderung. Im MRT waren zahlreiche entzündliche Herde sichtbar, die zum Teil älter und zum Teil aktiv waren. Die visuell evozierten Potenziale zeigten krankhafte Veränderungen der Sehbahnen, obwohl der Patient sich nicht an stattgehabte Sehstörungen erinnern konnte. Der Schub wurde mit einem »Kortison-Stoß« behandelt. Die Symptome bildeten sich jedoch nur sehr langsam und nicht vollständig zurück.

Obwohl klinisch erst ein Schub der MS-Erkrankung erfolgt war, entschied man sich dennoch nach ausführlicher Diskussion für eine immunmodulatorische Therapie. Gründe hierfür waren: Bei dem Patienten bestanden ausgeprägte Symptome (Lähmung der Beine!), die sich nur unvollständig und langsam zurückbildeten. Die Zusatzuntersuchungen wiesen darauf hin, dass auch andere Funktionen im Nervensystem betroffen waren (Sehnerv). Ferner zeigte die MRT-Untersuchung eine hohe Krankheitsaktivität (zahlreiche frische und ältere Herde).

Interferon-beta

Interferon-beta ist eine körpereigene Substanz, die eine wichtige Rolle bei Entzündungen spielt. Für den Einsatz als Arzneimittel wird Interferon-beta gentechnologisch hergestellt. Das eine Mittel wird in Kolibakterien (Interferon-beta-1b, Betaferon), das andere in Hamstereizellen (Interferon-beta-1a; Rebif, Avonex) erzeugt. Betaferon und Rebif werden jeden zweiten Tag bzw. dreimal pro Woche unter die Haut gespritzt, Avonex einmal pro Woche in einen Muskel. Die häufigere und hoch dosierte Gabe zeigte sich in einer vergleichenden Untersuchung überlegen im Hinblick auf die schubfreie Zeit und das Risiko des Fortschreitens der MS.

Interferon-beta reduziert die Anzahl und Schwere der MS-Schübe und verhindert das Fortschreiten der Behinderung.

Die Beta-Interferone wirken verändernd auf das Immunsystem und entzündungshemmend. Interferon-beta ist ein »Gegenspieler« des Gamma-Interferons, welches das Entzündungsgeschehen verstärkt. Durch Interferon-beta konnten die Anzahl und Schwere der Schübe reduziert werden. Auch im MRT war zu sehen, dass die Krankheitsaktivität abgenommen hatte.

Es kommt zur Verzögerung des Fortschreitens der Behinderung. Wichtig sind der frühzeitige Behandlungsbeginn und eine kontinuierliche Behandlung.

Wie wirkt Interferon-beta?

Interferone fördern die Bildung entzündungshemmender und bremsen die Wirkung entzündungsfördernder Botenstoffe. Dies ist in der folgenden Abbildung im Einzelnen dargestellt. Des Weiteren haben sie einen positiven Effekt auf Kurzzeitgedächtnis und Aufmerksamkeit, sie führen zur Verbesserung der Lebensqualität. Auch unter volkswirtschaftlichen Gesichtspunkten (Kostenrechnungen sind in den letzten Jahren von zunehmender Bedeutung geworden) hat der frühzeitige Behandlungsbeginn zur Vermeidung des Eintretens einer Behinderung große Bedeutung erlangt.

Wir funktioniert das Spritzen?

Interferon-beta-1b (Betaferon), das erste speziell für die MS zugelassene Arzneimittel, wird in einer Dosierung von 8 Millionen Einheiten jeden zweiten Tag unter die Haut (subkutan) gespritzt. Zu Betaferon liegen die längsten Erfahrungen vor.

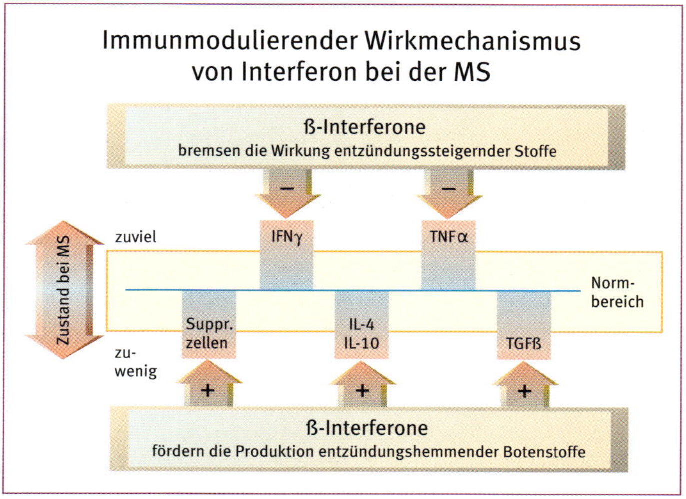

Interferon-beta wirkt bei MS immunmodulierend, das heißt, es bremst die Wirkung entzündungssteigernder Stoffe und fördert die Produktion entzündungshemmender Botenstoffe (IFN = Interferon, TNF = Tumor-Nekrose-Faktor, IL = Interleukin, TGF = transformierender Wachstumsfaktor). ▶

Interferon-beta-1a wird in einer Dosierung von 6 bzw. 12 Millionen Einheiten dreimal wöchentlich ebenfalls unter die Haut (Rebif) oder einmal wöchentlich in den Muskel gespritzt (Avonex).

Die subkutane Injektion können Sie nach entsprechender Anleitung selbst durchführen. Dabei ist wichtig, dass Sie sich ganz genau an die Regeln der in der Gebrauchsinformation beschriebenen Spritztechnik halten.

Die Tabelle zeigt im Überblick, welche Beta-Interferone für die schubförmige MS zugelassen sind. Es gibt Hinweise darauf, dass die Wirkung von Beta-Interferonen dosisabhängig ist.

Tabelle: Dosierungsschema für Beta-Interferone bei schubförmiger MS

Wirkstoff	Handelsname	Dosis	Spritzintervall	Spritztechnik
Interferon-beta-1b	Betaferon	8 Millionen Einheiten	jeden 2. Tag	unter die Haut
Interferon-beta-1a	Rebif	6 bzw. 12 Millionen Einheiten	3 x pro Woche	unter die Haut
Interferon-beta-1a	Avonex	6 Millionen Einheiten	1 x pro Woche	in den Muskel

Tipps zum Spritzen. Zur besseren Verträglichkeit sollten folgende praktische Tipps bei der subkutanen Injektionsform berücksichtigt werden:

- abendliche Injektionen,
- langsame Dosissteigerung über 3–4 Injektionen,
- Wechseln der Kanüle nach Aufziehen der Substanz (Medikamentenlösung darf sich nicht an der Spitze der Nadel befinden),
- Kühlen der Einstichstelle vor und nach Injektion,
- bevorzugter Injektionsort: seitlicher Oberschenkel (Einstichstelle häufig wechseln).

Zur Behandlung von schubförmiger MS gibt es drei Beta-Interferon-Präparate, die entweder unter die Haut oder in den Muskel gespritzt werden. Zu Beginn der Behandlung sind grippeähnliche Nebenwirkungen häufig. Laborkontrollen zum Erkennen von Blutveränderungen sind nötig.

Welche Nebenwirkungen können auftreten?

- In den ersten drei Behandlungsmonaten werden häufig grippeartige Symptome (Fieber, Schüttelfrost, Muskelschmerz, Unwohlsein, Schwitzen) beobachtet, die mit der Zeit deutlich abnehmen. Paracetamol oder Ibuprofen können helfen. Vor allem, wenn Interferon-beta unter die Haut gespritzt wird, kommt es häufig zu Reaktionen an der Einstichstelle, z. B. Rötungen und Entzündungen, die ebenfalls mit der Zeit abnehmen.
- Blutveränderungen, wie eine Abnahme der weißen Blutzellen, Erhöhung der Leberwerte, Verminderung der Blutplättchen (selten), können ebenfalls auftreten, deswegen sind regelmäßige Kontrollen erforderlich.
- Selten können Herzrhythmusstörungen vorkommen, Allergien wurden nur in einzelnen Fällen beschrieben.
- Selten kann es zu Nekrosen (abgestorbenes Hautgewebe) kommen.
- Frühere schwere Depressionen oder suizidale Handlungen (Selbsttötungsversuche) stellen eine Gegenanzeige (Kontraindikation) dar.

Je länger die Behandlung mit Interferon durchgeführt wird, desto besser wird sie vertragen.

Interferon und Schwangerschaft

Unter Interferon-beta-Therapie muss bei Patientinnen eine sichere Verhütung gewährleistet sein. Falls doch eine Schwangerschaft eintritt, kann es zum Abstoßen des Embryos (Abort) kommen. Der Abort kann durch Interferon-beta ausgelöst sein.

Allerdings liegen auch schon Ergebnisse von Frauen vor, die aus verschiedenen Gründen über mehrere Schwangerschaftswochen Interferon-beta erhalten hatten. Bei den Kindern lag die Missbildungsrate nicht höher als bei anderen Patientinnen.

ACHTUNG

Was ist bei einem neuen Schub zu tun?

Die Therapie mit Interferon-beta darf nicht unterbrochen werden. Bei Auftreten neuer Schübe sollte unter fortlaufender Interferon-beta-Therapie zusätzlich Kortison verabreicht werden.

Interferon-beta sollte 3 Monate vor einer geplanten Schwangerschaft abgesetzt werden. Tritt unter der Therapie eine Schwangerschaft ein, so muss die Schwangerschaft nicht abgebrochen werden.

Auftreten neutralisierender Antikörper

Bei einigen Patienten treten unter Interferon-beta nach etwa einem halben Jahr Behandlungsdauer so genannte neutralisierende Antikörper auf, die den Schub senkenden Effekt vermindern können. Die genaue Bedeutung von neutralisierenden Antikörpern für den Behandlungserfolg ist aber bisher nicht vollständig geklärt. Antikörper gegen Interferon können auch nur vorübergehend auftreten.

Wie lange soll eine Interferon-Behandlung durchgeführt werden?

Grundsätzlich ist eine Behandlung mit Interferon-beta eine Langzeitbehandlung und wird so lange durchgeführt, wie der Patient von ihr profitiert. Das klinische Befinden des einzelnen Patienten ist wichtig, wenn man über die Fortsetzung bzw. den Abbruch der Interferon-Therapie entscheidet.

Die Therapie mit Inteferonbeta ist eine Langzeitbehandlung.

Wenn Unsicherheit über den Nutzen der Behandlung besteht, wird sich der Arzt immer zunächst an den klinischen Merkmalen, z. B. an der Häufigkeit und Schwere von Schüben, orientieren.

Glatirameracetat

Bei der schubförmigen Verlaufsform kommt auch das 2001 zugelassene Glatirameracetat (Copaxone) zum Einsatz. Es ist ebenfalls ein Immunmodulator, d. h. eine Substanz, die das Immunsystem verändert, und wird täglich vom Patienten selbst unter die Haut (subkutan) gespritzt (20 mg/Tag). Copaxone ist aus Eiweißbestandteilen hergestellt, die nicht als Tablette eingenommen werden können, da sie sonst im Darm verdaut und somit unwirksam gemacht würden. Deshalb

Bei schubförmiger MS kann Glatirameracetat eingesetzt werden. Es regt das Immunsystem dazu an, entzündungshemmende Zellen zu bilden. Es kommt zur Verminderung der Schubrate, Verhinderung der Zerstörung der Myelinscheiden und der Axonschädigung.

muss Copaxone unter die Haut (subkutan) gespritzt (injiziert) werden. Wichtig ist, dass Copaxone im Kühlschrank (+2 bis +8 Grad) gelagert wird.

Wie große Untersuchungen gezeigt haben, ist Copaxone für Patienten mit schubförmigem Verlauf der MS gut geeignet, weitere Schübe zu verhindern bzw. zu reduzieren. Gerade zu Beginn einer MS-Erkrankung ist bekanntermaßen die Schubrate am höchsten, sodass die Behandlung mit Copaxone möglichst frühzeitig beginnen sollte.

Wie wirkt Glatirameracetat?

Copaxone regt das Immunsystem (Abwehrsystem) dazu an, entzündungshemmende Immunzellen zu bilden. Diese Immunzellen vermindern die Entzündung im Gehirn, halten die Zerstörung der Myelinscheiden auf und vermindern häufig die sonst eintretende Axonschädigung. Auch gibt es Hinweise, dass bereits eingetretene Axonschädigungen im Frühstadium günstig durch Copaxone beeinflusst werden können. Unter der Behandlung mit Copaxone war im Kernspintomogramm zu sehen, dass die Krankheitsaktivität ab dem 6. Behandlungsmonat vermindert ist.

Wie und wie lange wird Glatirameracetat verabreicht?

Aus über Jahre durchgeführten Untersuchungen ist bekannt, dass Copaxone sehr gut verträglich ist und die positiven Einflüsse auch nach Jahren der Behandlung bestehen bleiben, sodass eine langfristige Behandlung empfohlen wird. Wie bereits erwähnt, wird Copaxone subkutan (unter die Haut) gespritzt. Da jede Injektion eine Belastung für die Haut darstellt, sollten Sie die Injektionsstellen jeden Tag wechseln und eine Stelle höchstens 1-mal pro Woche benutzen. Tragen Sie die Lage der Hautstelle immer in Ihren Injektionskalender ein. Eine gerötete, geschwollene oder verhärtete Hautstelle eignet sich auf gar keinen Fall für eine Injektion. Beobachten Sie dann eine solche Hautstelle und zeigen Sie diese Ihrem Arzt.

Umstellung auf Copaxone. Das Umstellen von Immuntherapien wie Azathioprin oder Interferon auf die Therapie mit Copaxone erfordert keine Übergangs- oder Auswaschphase. Beobachtungen zeigen, dass eine vorhergehende Interferontherapie keinen negativen Einfluss auf die Verträglichkeit, Sicherheit und Wirksamkeit der Behandlung mit Copaxone hat.

ACHTUNG

Was ist beim Auftreten eines Schubes unter Glatirameracetat zu tun?

Kommt es trotz der Behandlung zu einem erneuten Schub, so sollten Sie Copaxone weiter wie gewohnt spritzen. Ob eine zusätzliche Therapie erforderlich ist, wird Ihr Arzt zusammen mit Ihnen entscheiden. Kortison-Präparate können mit Copaxone kombiniert werden.

Was Sie bei einer Schwangerschaft beachten müssen

Copaxone sollte bei Schwangerschaft nicht weiter angewendet werden, denn über seine Wirkung auf den Schwangerschaftsverlauf beim Menschen gibt es keine ausreichenden Erfahrungen. Deshalb ist es wichtig, dass Frauen im gebärfähigen Alter eine sichere Verhütungsmethode benutzen. Auch während der Stillzeit sollte Copaxone nicht angewendet werden.

Welche Nebenwirkungen können auftreten?

- Mögliche Nebenwirkungen durch Copaxone sind örtliche Hautreaktionen in der Einstichstelle, die vor allem bei Beginn der Behandlung auftreten. Sollte es zu Hautreaktionen kommen, ist es ratsam, diese Hautstellen einige Zeit zu schonen und dort nicht zu injizieren. Bei Bedarf können Sie die Injektionsstelle vor und nach der Injektion kühlen. Lindernde Salben wie antihistaminika- oder kortisonhaltige Salben können hilfreich sein.
- Gelegentlich kommt es zur so genannten sofortigen Postinjektionsreaktion, dies ist eine Reaktion, die sich unmittelbar nach der Injektion mit einem oder mehreren der folgenden Anzeichen äußern kann: Kurzatmigkeit, Engegefühl im Hals und/oder in der Brust, Schwitzen, Angstgefühle, Hitzewallungen, Schwindel, Herzklopfen, Quaddelsucht.

Glatirameracetat wird unter die Haut gespritzt. Nebenwirkungen können Hautreaktionen an der Einstichstelle sein. Selten kommt es zur Postinjektionsreaktion mit Engegefühl, Angst, Schwitzen und Herzklopfen (»Flush«).

Meist sind diese Reaktionen aber nur von kurzer Dauer (bis 30 Minuten) und klingen spontan ohne Folgeerscheinungen ab. Nur in wenigen Ausnahmefällen hielten sie länger als eine Stunde an. In Einzelfällen sind schwere Überempfindlichkeitsreaktionen beobachtet worden, in einem solchen Fall sollte sofort ein Arzt verständigt werden.

- In klinischen Studien wurde selten eine lokale Wasseransammlung im Gewebe (Ödem) und ebenfalls selten eine Lymphknotenschwellung im Abflussgebiet der Injektion beobachtet.
- Veränderungen von Laborwerten traten unter Copaxone bisher nicht auf.
- Desgleichen wurden keine Nebenwirkungen hinsichtlich Milz, Leber, Magen-Darm-Trakt oder Lunge beobachtet.
- Die Anfälligkeit für Infekte bleibt unbeeinflusst.
- Auch Depressionen oder Selbstmordgedanken traten während der Copaxone-Studie nicht häufiger auf als sonst.
- Das Bedienen von Maschinen und das Führen von Kraftfahrzeugen wird durch Copaxone nicht beeinflusst.

Immunglobuline

Bei der schubförmigen MS können auch Immunglobuline eingesetzt werden. Sie sind jedoch nicht zugelassen, so dass sie nur ausnahmsweise zum Einsatz kommen. Zuvor muss eine Kostenübernahme bei der Krankenkasse eingeholt werden.

Eine andere Medikamentengruppe, die in der Behandlung der schubförmigen MS-Erkrankung eingesetzt wird, sind die Immunglobuline. Diese werden einmal pro Monat in einer Dosierung von 0,15–0,2 g/kg Körpergewicht intravenös (in eine Vene) als Infusion verabreicht.

Ähnlich wie bei der Interferon-beta-Therapie vermindert die Immunglobulingabe die Schubrate.

Welche Nebenwirkungen können auftreten?

Nebenwirkungen können in Form von Kopfschmerzen, Fieber, Muskel- und Gelenkschmerzen sowie Hautausschlägen und Juckreiz auftreten. Seltener sind schwere Nebenwirkungen wie Nierenversagen oder ein allergischer Schock (anaphylaktischer Schock). Mit dem Immunglobulin kann trotz aller Vorsichtsmaßnahmen in sehr seltenen Fällen Hepatitis (Leberentzündung) übertragen werden.

Wann werden Immunglobuline eingesetzt?

Die Therapie mit Immunglobulinen für die Behandlung der MS ist in Deutschland nicht zugelassen. Sie kann bei der Krankenkasse beantragt werden, wenn andere immunmodulatorische Substanzen erfolglos waren oder nicht gegeben werden können (Kontraindikationen). Leider ist die Therapie mit Immunglobulinen auf Kosten der gesetzlichen Krankenkassen in Deutschland rechtlich seit einem Urteil vom Bundessozialgericht nur in Ausnahmesituationen möglich.

Immunglobuline in der Stillzeit

Innerhalb der ersten drei Monate nach einer Entbindung steigt die MS-Schubrate an. Eine Behandlung mit den zugelassenen Medikamenten wie Interferon-beta, Azathioprin oder Glatirameracetat ist in der Stillzeit kontraindiziert (nicht erlaubt). In einigen Studien konnte die positive Beeinflussung durch Immunglobuline auf den Verlauf der MS nach Entbindung gezeigt werden. Sie wirken als Schubprophylaxe (Vorbeugung).

Immunglobuline können in der Stillzeit vorbeugend wirken.

Behandlung bei chronisch progredienter MS

Für Patienten wie Ärzte gleichermaßen ist die Situation der Behandlung der chronisch-progredienten MS zur Zeit unbefriedigend, bisher sind die Ergebnisse der wissenschaftlichen Studien widersprüchlich. Individuelle Therapiemöglichkeiten müssen mit dem Patienten diskutiert werden; nach Beginn einer Therapie sollten engmaschige Verlaufskontrollen zur Überprüfung der Krankheitsentwicklung und der Nebenwirkungen erfolgen.

Sekundär-chronisch progrediente MS. Interferon-beta-1b (Betaferon) ist als erstes Medikament auch für die sekundär progrediente MS zugelassen worden. Bei dieser Form der MS wird eine fortschreitende Verschlechterung beobachtet, nachdem die Krankheit zunächst schubförmig verlaufen ist. Mit Interferon-beta-1b können die fortschreitende Verschlechterung gebremst und die Gehfähigkeit länger erhalten werden. Sollte Interferon-beta-1b oder Azathioprin nicht ausreichend wirksam sein, kommt auch Mitoxantron in Frage (s. u.).

Primär-chronisch progrediente MS. Bei diesen Verlaufsformen kommen meist Medikamente zur Anwendung, die in der Behandlung von Tumorerkrankungen eingesetzt werden, z. B. Cyclophosphamid und Methotrexat (MTX). Bei diesen Medikamenten ist noch nicht endgültig geklärt, wie gut letztlich der Verlauf beeinflusst wird. Mitoxantron wird ebenfalls eingesetzt, selten Interferon.

Für die primär chronisch progrediente Verlaufsform gibt es derzeit noch keine in Studien abgesicherte Therapie.

Derzeitige Studien zu künftigen neuen Therapien

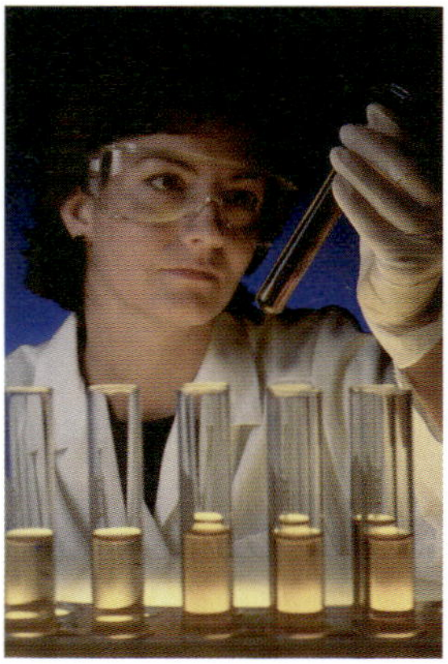

Antegren (Tysabri). Dies ist eine Substanz, die aus Antikörpern gegen körpereigene Signalmoleküle besteht, die bei der MS eine wichtige Rolle spielen. Die Antikörper versuchen Einfluss zu nehmen auf die bei der MS bestehenden krankhaften immunologischen Reaktionen. In den USA war die Zulassung von Tysabri zur Behandlung von MS erfolgt, aber aufgrund von lebensbedrohlichen Nebenwirkungen bei 2 Patienten wurde die Zulassung zurückgezogen.

Statine. Statine werden zurzeit ebenfalls getestet. Sie werden zusätzlich zur Interferon-Therapie gegeben. Statine sind bereits bekannte Medikamente, die ursprünglich zur Senkung eines erhöhten Cholesterinspiegels eingesetzt werden.

Weitere Medikamente. Es gibt weitere Medikamente, deren Verträglichkeit bei der MS derzeit überprüft werden, bei denen es aber noch keine abgeschlossenen Studien zur Wirksamkeit gibt. Dazu gehören beispielsweise Chemokin-Rezeptorblocker, Fumarat (ein Medikament, das ursprünglich zur Behandlung der Schuppenflechte eingesetzt wird) und Interleukin-12-Antikörper.

Blutwäsche. In spezialisierten MS-Zentren wird bei Patienten mit unzureichender Rückbildung eines MS-Schubes nach Durchführung der Kortisontherapie eine Blutwäsche (Plasmapherese) durchgeführt, die oft doch noch eine Besserung erzielen kann (z. B. nach Erblindung oder Gehunfähigkeit infolge Rückenmarksentzündung).

Die viel diskutierte Stammzell-Therapie kommt außerhalb von wissenschaftlichen Studien auf Grund erheblicher Risiken nicht zur Anwendung.

ZUSAMMENFASSUNG

Behandlung mit Immunsuppressiva oder -modulatoren

Immunsuppressiva (das Abwehrsystem unterdrückende Substanzen) oder Immunmodulatoren (das Abwehrsystem verändernde Substanzen) sind zum einen Azathioprin (Imurek), das jedoch insgesamt nur gering wirksam ist, und die bei häufigen Schüben mit Erfolg eingesetzten Medikamente Interferon-beta und Glatirameracetat.

Die Schubhäufigkeit und die Schwere der Schübe können gesenkt werden. Auf die Nebenwirkungen bei Interferon-beta, wie grippeähnliche Beschwerden, Blutveränderungen, Entzündungen an der Einstichstelle u. a., ist zu achten. Tritt unter Beta-Interferon-Therapie oder Glatirameracetat ein Schub auf, so ist zusätzlich Kortison zu verabreichen. Die Behandlung mit Interferon-beta ist eine Langzeittherapie, deren Nutzen für den Patienten regelmäßig vom Arzt überprüft wird. Dabei ist das klinische Bild entscheidend.

Bei schubförmigem Verlauf kann auch Glatirameracetat mit Erfolg eingesetzt werden. Die Schubhäufigkeit wird reduziert.

Eine sekundär-chronisch progrediente MS kann mit Interferon-beta-1b oder Mitoxantron behandelt werden.

Bei primär-chronisch progredientem Verlauf kommen auch diese Medikamente zur Anwendung, wobei eine endgültige Beurteilung, wie gut der Verlauf der MS-Erkrankung durch diese Medikamente beeinflusst wird, bisher noch nicht möglich ist.

Behandlung einzelner Symptome

Die erhöhte Muskelanspannung (Spastik) führt zur Beeinträchtigung der Gehfähigkeit. Eine medikamentöse Beeinflussung ist möglich. Sie bedarf der individuellen Anpassung.

Bei der MS-Erkrankung treten häufig Symptome, wie erhöhte Muskelanspannung, Zittern, Blasenstörungen oder Verstopfung auf. Hier können weitere Medikamente, aber auch Krankengymnastik und allgemeine Maßnahmen – wie viel trinken und gesunde Ernährung – helfen.

Vermehrte Muskelanspannung (Spastik)

Durch den Befall des Rückenmarks kann eine erhöhte Muskelanspannung (Spastik) entstehen, die sich durch Steifigkeitsgefühl und eingeschränkte Bewegungsmöglichkeiten in den betroffenen Muskeln bemerkbar macht.

Häufig sind die Muskeln der Beine betroffen, sodass das Gehen durch die Spastik erheblich beeinträchtigt werden kann. Folge der Spastik kann ein erhöhter Energieverbrauch sein, sodass es zur vorzeitigen Ermüdung kommen kann.

Welche Medikamente helfen bei Spastik?

Es gibt eine Reihe von Medikamenten, die die Spastik beeinflussen, indem sie die Muskelanspannung vermindern. Ein häufig verwendetes Medikament ist Baclofen. Die Dosierung (Menge der einzunehmenden Tabletten) ist für jeden Patienten individuell, das heißt, Sie müssen gemeinsam mit Ihrem Arzt eine optimale Dosierung finden, bei der Ihre Muskelanspannung herabgesetzt wird, aber Ihre Muskelkraft noch ausreichend ist.

Neben der üblichen Tablettenform ist in Ausnahmesituationen auch die Gabe des Medikamentes über eine im Rückenmarkskanal liegende Pumpe möglich (so genannte Baclofen-Pumpe).

Die Nebenwirkungen des Baclofen sind Muskelschwäche und Ermüdung. Das Verhältnis von erwünschter Wirkung und unerwünschter Nebenwirkung bedarf – wie bei jeder Medikation – einer sorgfältigen Regulierung.

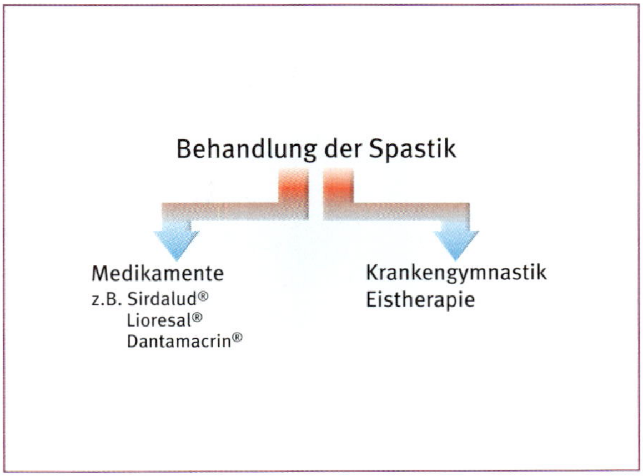

▲ Es stehen einige Medikamente zur Verfügung, um die Spastik zu reduzieren. Genauso wichtig wie die medikamentöse Behandlung ist aber auch regelmäßige Krankengymnastik, insbesondere auch die Eisbehandlung.

Andere so genannte Antispastika (Medikamente gegen die Spastik) sind Tizanidin (Sirdalud), Dantrolen (Dantamacrin), Diazepam, Tetrazepam und Memantine (Akatinol). Grundsätzlich sollten alle Medikamente nur nach ärztlichem Rat und unter regelmäßigen ärztlichen Kontrollen eingenommen werden.

Krankengymnastik ist sehr wichtig

Neben der medikamentösen Behandlung ist die Krankengymnastik, insbesondere auch die Eisbehandlung, bei der Spastik von ganz besonders großer Bedeutung. Sie sollte so früh und so oft wie möglich erfolgen, insbesondere um Gelenkversteifungen (Kontrakturen) zu vermeiden.

Wichtig ist, dass Sie die Übungen, die Sie zunächst unter Anleitung der Krankengymnastin erlernen, zu Hause mehrmals täglich wiederholen. Achten Sie jedoch darauf, dass Sie die einzelnen krankengymnastischen Übungen nicht zu lange ausdehnt, um eine körperliche Erschöpfung zu vermeiden. Es ist besser, mehrmals täglich kürzere Übungen zu machen, als einmal bis zur völligen Ermüdung.

Führen Sie die Übungen, die Sie bei der Krankengymnastin erlernt haben, ohne Unterbrechung auch zu Hause fort und gehen regelmäßig zu Übungsterminen bei der Krankengymnastin, um eventuelle Fehler zu korrigieren.

Erhalten Sie Ihre Gehfähigkeit so lange wie möglich

Wichtig sind regelmäßige krankengymnastische Übungsbehandlungen. Die Gehfähigkeit zu erhalten ist oberstes Ziel, unter Umständen mit Einsatz von Hilfsmitteln.

Die Krankengymnastin wird Ihnen individuell Übungen zeigen, die bei Ihren Beschwerden sinnvoll sind. Ziel ist es, so lange wie möglich die Gehfähigkeit zu erhalten. Wenn dies nicht mehr möglich ist, so wird die Krankengymnastin entsprechende Hilfsmittel einsetzen und Ihnen zeigen, wie man diese Hilfsmittel sinnvoll anwenden kann. Es ist sicherlich besser, eine Selbstständigkeit – wenn notwendig mit Hilfsmitteln – zu erzielen, als ständig auf die Hilfe anderer angewiesen zu sein.

Zittern (Tremor) und Koordinationsstörungen

Bei einigen Formen der MS kann es zu Zittern (Tremor) der Hände, gelegentlich auch der Füße und des Kopfes kommen. Das Zittern tritt besonders bei gezielten Bewegungen auf (zum Beispiel beim Versuch, die Kaffeetasse zum Mund zu führen). Leider ist eine medikamentöse Beeinflussung schwer möglich (z. B. mit Betablockern oder Barbituraten). Häufig tritt der Tremor gemeinsam mit anderen Koordinationsstörungen auf (siehe S. 17 ff.).

Krankengymnastik und Ergotherapie können das Zittern vermindern

Tremor (Zittern) ist medikamentös kaum zu beeinflussen. Krankengymnastik und Ergotherapie, sowie der Einsatz von Hilfsmitteln können Ihnen helfen. Selten kommen operative Maßnahmen in Betracht.

Wichtigste Therapie sind auch hier die Krankengymnastik und die Ergotherapie (Arbeits- und Beschäftigungstherapie): Zielgerechtere Bewegungen werden durch großräumige, rhythmische Bewegungsablaufe, unter Umständen gegen Widerstand, und Einüben von gezielten Bewegungsabläufen unter Augenkontrolle geübt. Beidhändiges Arbeiten beziehungsweise Führen mit der anderen Hand, Auflegen des Armes auf die Unterfläche und Ausüben von Druck auf die Unterarme beziehungsweise Ellenbogen (zum Beispiel dadurch, dass das Gewicht des Oberkörpers nach vorn verlagert wird) können zielgerechtere Bewegungen ermöglichen. Ferner können

Hilfsmittel, wie rutschfeste Unterlagen und Bleimanschetten, zum Einsatz kommen. Einige Beispiele dafür finden Sie auf S. 134 ff.

Operative Eingriffe kommen nur selten in Frage

In ganz besonders schweren Fällen mit erheblichen Koordinationsstörungen, die auf den eben beschriebenen Wegen nicht beeinflusst werden können, kann unter Umständen eine besondere Form einer Hirnoperation notwendig werden. Bei diesem so genannten stereotaktischen Eingriff wird über kleine Bohrlöcher und mithilfe feiner, nadelähnlicher Instrumente operiert. Dies ist jedoch nur ganz selten erforderlich und sollte erst nach Ausschöpfen aller anderen Maßnahmen und nach ausführlichen Untersuchungen durch den behandelnden Nervenarzt erfolgen. Ein neuer Therapieansatz ist das Einbringen von Stimulatoren in bestimmte Hirnareale.

Blasenstörungen

Blasenstörungen sind ein sehr häufiges Symptom der MS. Leider werden Blasenstörungen oft nur sehr unzureichend behandelt, da der Patient sich schämt, von diesen Beschwerden zu berichten, oder aber der Arzt keine ausreichende Kenntnis der verschiedenen Blasenstörungen hat.

▼ Einteilung der Blasenstörungen.

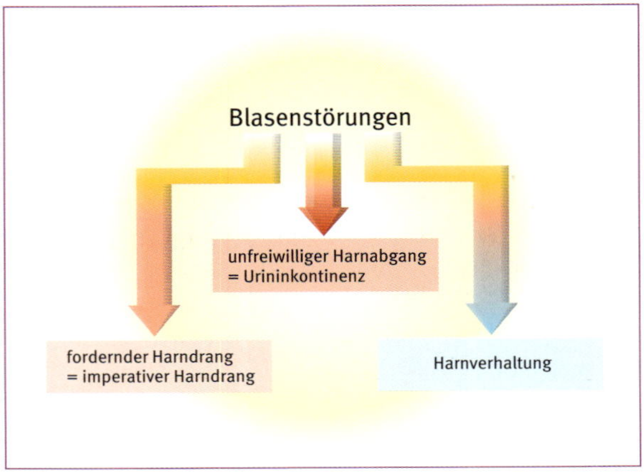

Grundsätzlich unterscheiden wir zwischen

- der Urininkontinenz (unfreiwilliger Urinabgang),
- dem imperativen Harndrang (fordernder Harndrang mit der Notwendigkeit häufiger Toilettengänge) und
- der Harnverhaltung (der Urin verbleibt in der Blase);

oft liegen kombinierte Störungen vor.

Je nachdem an welcher Stelle das Nervensystem geschädigt ist, können unterschiedliche Störungen der Blasenentleerung auftreten. ▶

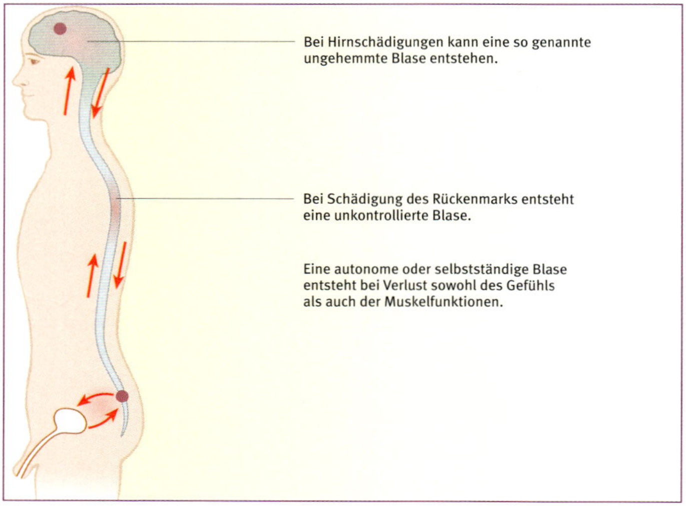

Wie kann man eine Blasenstörung feststellen?

Um die Blasenstörung genau festzustellen, ist oft eine gründliche urologische Untersuchung notwendig. Eventuell müssen eine Untersuchung der Blasenfunktion, eine Blasendruckmessung und ein Beckenboden-Elektromyogramm (Ableitung der Nervenströme von der Beckenmuskulatur) durchgeführt werden. Nur so kann das fehlerhafte Zusammenspiel von Muskeln für die Harnaustreibung und für den Blasenverschluss festgestellt werden.

Blasentraining und Medikamente, die je nach Art der Blasenstörung zum Einsatz kommen, sind die wichtigsten Behandlungsstrategien. Seltener kommen Katheterisieren oder Operationen in Frage.

Welche Behandlungsmöglichkeiten gibt es?

Die Behandlung der Blasenstörung ist deshalb so wichtig, weil es sonst zu aufsteigenden Infektionen (Entzündungen, die von der Blase zu den Nieren wandern) kommen kann, die schließlich zu Nierenversagen führen können.

Pflege der Blase. Allgemeine Maßnahmen zur Pflege der Blase sind: Reichliche Flüssigkeitsaufnahme (etwa 2–3 Liter pro Tag). Bei atoner (schlaffer) Blase ist Blasentraining angezeigt: 1/4 Liter Tee oder andere Flüssigkeit trinken und eine Tablette Doryl (vom Arzt zu verordnen) nehmen. Nach 15 Minuten in sitzender Stellung auf der Toilette rhythmisch mit der Handfläche auf die Blasengegend (oberhalb des Schambeines) klopfen, etwa so schnell wie der Puls, so lange bis es zum Urinabgang kommt. Wenn kein Urin mehr kommt, wird mit der Faust in die Blasengegend gedrückt (Bauchpresse), damit eine vollständige Entleerung der Blase erreicht wird. Dieses Blasentraining sollte täglich mehrmals wiederholt werden. Oft führt das Blasentraining erst nach längerem Anwenden zum erwünschten Erfolg, sodass auch hier Geduld erforderlich ist. Ziel des Blasentrainings ist, den Restharn (der Urin, der noch in der Blase bleibt, wenn wir bereits glauben, die Blase völlig entleert zu haben) zu vermeiden. Je höher die Restharnmenge (bei Gesunden beträgt sie zwischen 0 und 50 ml), desto größer die Gefahr der Blasen- und/oder Nierenentzündung.

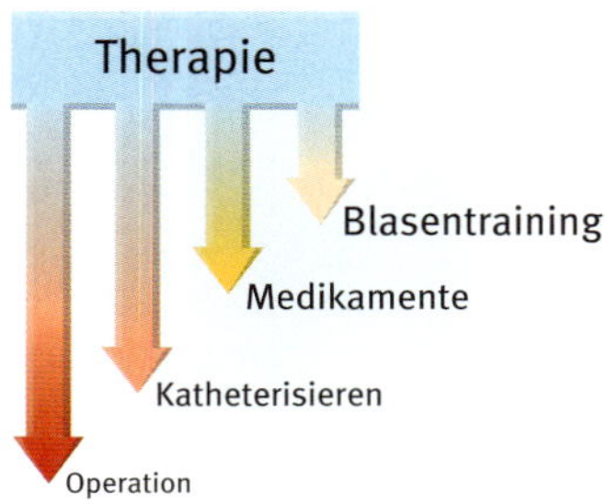

▲ Die Abbildung zeigt die Reihenfolge der Behandlungsmöglichkeiten bei einer Blasenstörung.

Medikamentöse Behandlung. Je nach Blasenstörung kommen verschiedene Medikamente zum Einsatz: Bei Inkontinenz, die meist auf einer zu starken Erregung des blasenentleerenden Muskels beruht, können Medikamente eingesetzt werden, wie zum Beispiel Vagantin, Uro-Ripirin, Tofranil, Spasuret.

Harnverhalt kann durch eine zu schlaffe (atone) Blasenmuskulatur bedingt sein. Dann kommen Medikamente wie Ubretid oder Doryl zum Einsatz.

Ist das Zusammenspiel zwischen Blasenmuskulatur und Schließmuskel gestört, werden eher Dibenzym, Dridase, Baclofen oder Dantamacrin eingesetzt.

Wie schon erwähnt, muss vor jeder medikamentösen Therapie eine – meist auch urologische – Untersuchung stehen. Um Harnwegsinfekte (Entzündungen) zu vermeiden, kann der Harn mittels Methionin angesäuert werden.

Katheterisieren als vorletzte Möglichkeit. Ist weder durch die Blasenpflege noch durch Medikamente die Blasenstörung zu beeinflussen, so ist bei Harnverhalt unter Umständen das mehrfache tägliche Katheterisieren (Einbringen eines dünnen Schlauches in die Blase, über den der Urin abfließen kann) nicht zu vermeiden. Das Katheterisieren muss unter sterilen (keimfreien) und sorgfältigen Bedingungen erfolgen und kann vom Patienten selbst oder von seinen Angehörigen erlernt werden. Dauerkatheter (also Katheter, die über Tage oder Wochen in der Blase verbleiben) sind möglichst zu vermeiden, weil sie praktisch immer zu Entzündungen in der Blase führen. Bei der Urin-Inkontinenz können, wenn medikamentöse Maßnahmen versagen, Hilfsmittel wie Auffangbeutel für Urin (bei Männern läuft der Urin über ein Kondom in den Auffangbeutel, der an der Innenseite des Beines befestigt wird) eingesetzt werden. Frauen sind auf Vorlagen und Spezialslips angewiesen.

ACHTUNG

Blasenstörungen offen ansprechen

Da die Blasenstörung sozial am stärksten beeinträchtigt, ist es wichtig, sie frühzeitig zu erkennen und offen darüber zu sprechen, damit eine ausführliche Diagnostik und entsprechende Therapie einsetzen kann. Oft sind die Blasenstörungen so weit behandelbar, dass die soziale Beeinträchtigung vermieden und der sozialen Isolation des Patienten vorgebeugt werden kann.

Operative Maßnahmen. Wenn alle anderen Behandlungsformen versagen, können bei besonders schweren Blasenstörungen operative Maßnahmen durchgeführt werden. In diesen Situationen bedarf es der genauen Untersuchung und Einschätzung des operativen Risikos im Verhältnis zum Nutzen der Operation. Eine mögliche operative Behandlung stellt die »suprapubische Drainage« dar (oberhalb des Schambeines in die Blase eingelegter Schlauch, der den Urin ableitet).

Stuhlverstopfung (Obstipation)

Durch die Krankheit und durch unzureichende Bewegungsmöglichkeit kommt es bei vielen MS-Patienten zu Darmträgheit mit Verstopfung (Obstipation). Ausreichende Bewegung – soweit möglich – ist die beste Therapie.

Ist die Bewegungsmöglichkeit jedoch durch MS stark eingeschränkt, so lassen sich »darmregulierende Medikamente« nicht immer umgehen. Zunächst sollte jedoch mit einer ballastreichen Kost (Kleie, Leinsamen, Vollkornbrot, Gemüse, Früchte, Fruchtsäfte) versucht werden, der Darmträgheit entgegenzuwirken. Eine ausreichende Flüssigkeitszufuhr ist notwendig: Trinken Sie täglich 2–3 Liter (verschiedene Tees, Wasser, Saftschorlen). Essen Sie gelegentlich verdauungsfördernde Speisen, wie Apfelmus, Sauerkraut, Sauerkrautsaft oder eine Zubereitung aus verdauungsfördernden Pflanzen (Äpfel, Pflaumen, Spinat). Auch eine Bauchgymnastik oder Bauchmassagen können eine sinnvolle Hilfe sein.

Lassen sich Abführmittel (Laxanzien) nicht umgehen, so sind Gleitmittel (zum Beispiel Glyzerinzäpfchen) oder Klysmen, d. h. kleine Plastikampullen mit einer Flüssigkeit zum Einführen in den After (Enddarm), am besten geeignet.

ACHTUNG

Dauerhafte Einnahme von Abführmitteln ist schädlich

Tägliche Einnahme von Abführmitteln kann zu einer Leberschädigung führen. Außerdem verursachen sie Kaliumverluste, die Muskelschwäche und Verstärkung der Darmträgheit hervorrufen können. Das gilt auch für pflanzliche Abführmittel, zum Beispiel Sennaprodukte.

Dagegen ist der gelegentliche Gebrauch von Laxanzien unbedenklich, sofern sie seltener als 1-mal pro Woche angewendet werden.

ZUSAMMENFASSUNG

Wie können einzelne MS-Symptome behandelt werden?

Die Behandlung der vermehrten Muskelanspannung (Spastik) wird einerseits medikamentös durchgeführt, andererseits ist die Krankengymnastik von größter Bedeutung.

Die Behandlung des Zitterns oder der Koordinationsstörungen ist schwierig. Krankengymnastik, Ergotherapie und der Einsatz von Hilfsmitteln sind nötig.

Bei den Blasenstörungen helfen je nach Art der Störung verschiedene Medikamente. Daneben ist das so genannte Blasentraining zur Vermeidung größerer Restharnmengen von Bedeutung, um aufsteigende Entzündungen zu vermeiden. Andere Maßnahmen, wie mehrfaches tägliches Katheterisieren oder operative Maßnahmen, kommen bei Erfolglosigkeit der medikamentösen Therapie und des Blasentrainings zum Einsatz.

Der Stuhlverstopfung (Obstipation) ist durch ausreichende Bewegung – sofern möglich – sowie durch ballaststoffreiche Kost und Flüssigkeitszufuhr von 2–3 Litern pro Tag entgegenzuwirken. Von dauerhafter Einnahme von Abführmitteln ist abzuraten.

Folgeerkrankungen und ihre Behandlung

Komplikationen sind Folgeerkrankungen, die entstehen können, weil durch die MS bestimmte Einschränkungen entstanden sind (zum Beispiel beim Gehen) oder gewisse Funktionen (zum Beispiel die der Blase) gestört sind. Es ist wichtig zu wissen, dass die hier aufgeführten Komplikationen auftreten können, aber dies muss nicht zwangsläufig der Fall sein. Ebenso treten nicht alle möglichen Komplikationen bei einem einzelnen Patienten auf; dennoch wollen wir der Vollständigkeit halber möglichst viele aufführen. Sie können sich ja die Passage heraussuchen, die für Sie interessant erscheint.

Harnwegsentzündungen

Eine häufige Komplikation ist die Entzündung der Harnwege (Harnwegsinfekt), besonders dann, wenn die MS zu Blasenstörungen geführt hat. Ein Harnwegsinfekt kann sich durch häufigeres Wasserlassen und/oder durch ein Brennen beim Wasserlassen bemerkbar machen. Durch eine Untersuchung des Urins lassen sich die Erreger feststellen. Wenn Sie Beschwerden wie Brennen oder Schmerzen beim Wasserlassen, vermehrtes Wasserlassen oder Schmerzen in der Nierengegend verspüren, so sollten Sie den Arzt aufsuchen und Ihren Urin (Morgenurin) auf Keime untersuchen lassen.

Ist es zum Harnwegsinfekt gekommen, sind Antibiotika einzusetzen. Trinken Sie zur Vorbeugung und auch zusätzlich zur Antibiotikabehandlung täglich 2–3 Liter Flüssigkeit.

Entsprechend einer »Urinkultur« (Untersuchung, bei der festgestellt wird, welches Antibiotikum bei Ihnen gegen den die Entzündung verursachenden Keim wirkt) erhalten Sie für circa 3–10 Tage ein Medikament, das regelmäßig eingenommen werden sollte.

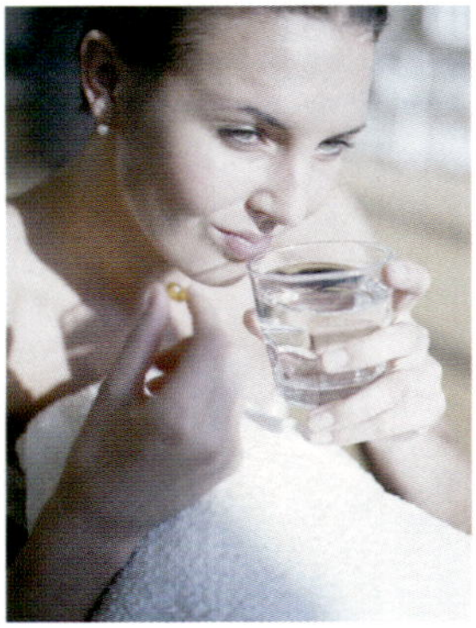

Wichtig – sowohl zur Vorbeugung als auch zur Behandlung – ist, dass stets die Blase »gut durchspült« ist, das heißt, in jedem Fall sollte eine reichliche Flüssigkeitsaufnahme, eventuell auch in Form von Blasentee oder Nierentee (z. B. Bärentraubenblättertee), gewährleistet sein (insgesamt täglich 2–3 Liter, über den Tag verteilt). Bei Neigung zu Übergewicht sollte auf zuckerfreie Getränke geachtet werden.

Zur eigenen regelmäßigen Kontrolle können Sie auch Ihren Urin mithilfe von Harnteststreifen untersuchen.

Blutgerinnsel (Thrombosen)

Durch die eingeschränkte Bewegungsfähigkeit kann es zu Thrombosen (Blutgerinnsel in den Venen) kommen. Wichtigste Behandlung ist – wie immer – deren Vermeidung durch eine ausreichende aktive oder passive Bewegung zum Beispiel durch die Krankengymnastik. Oberflächlich liegende Thrombosen erkennen wir an einer Rötung über dem Venenverlauf. Sie sollten mit Bewegung behandelt werden.

Behandlung einer tiefen Venenthrombose

Ist es zu einer tiefen Venenthrombose gekommen, so sind meist ein Krankenhausaufenthalt und eine spezielle Behandlung mit Medikamenten, die das Gerinnsel auflösen beziehungsweise deren Ausdehnung verhindern, notwendig (zum Beispiel Streptokinasetherapie oder Heparintherapie). Ferner ist im Anfangsstadium der tiefen Thrombose Bettruhe einzuhalten, und bei späterem Aufstehen sind Kompressionsstrümpfe zu tragen.

Bei tiefen Thrombosen ist meist eine stationäre Behandlung nötig. Es besteht die Gefahr einer Lungenembolie. Im Anschluss an die Thrombosebehandlung kann eine medikamentöse Gabe von blutverdünnenden Mitteln notwendig werden.

Druckgeschwüre

Ist es infolge der MS zur Beeinträchtigung des Gehens gekommen, und verbringt der Patient dadurch die meiste Zeit des Tages im Stuhl oder gar im Bett, so sind eine Reihe von

Komplikationen zu erwähnen, die aber bei guter Pflege weitgehend vermieden werden können. Bei unzureichender Bewegung (Inaktivität) kann es zu Druckgeschwüren (Dekubitus) kommen, in denen unter Umständen Entzündungen entstehen.

ACHTUNG

Tiefe Thrombosen können zu Lungenembolie führen

Die Gefahr der tiefen Thrombosen sind Lungenembolien (das Blutgerinnsel löst sich aus den Beinvenen und gelangt in die Lunge), die lebensbedrohlich sein können und in jedem Fall intensiv medizinisch internistisch behandelt werden müssen. Eventuell ist nach einer tiefen Thrombose eine Behandlung mit Medikamenten notwendig, die das Blut »verdünnen« und eine erneute Thrombose verhindern sollen (zum Beispiel Marcumar).

Erste Anzeichen bei der Entstehung von Druckgeschwüren sind gerötete oder bläulich verfärbte und empfindliche Flecken auf der Haut. Besonders die Hautstellen sind betroffen, die auf der Unterlage aufliegen (das heißt beim sitzenden Patienten besonders der Ellenbogen, das Steißbein, die Rückseite der Oberschenkel, beim liegenden Patienten der Rücken, das Gesäß, die Fersen und alle Körperstellen, die direkten Kontakt mit dem Bett haben). Aus dem blauen oder roten Fleck können sich dann Bläschen oder Schwielen bilden, schließlich entsteht eine offene Stelle, ein »Loch« in der Haut. Ein Druckgeschwür kann äußerst schmerzhaft sein, kann aber auch ohne Schmerzen entstehen.

Wie kann man Druckgeschwüre vermeiden?

Die Vermeidung durch häufige Bewegung – sei es aktiv (das heißt selbst) oder passiv (durch Pflegepersonen) ist sehr wichtig. Falls Sie können, sollten Sie so häufig wie möglich aufstehen und umhergehen. Falls Sie es nicht mehr allein können, bitten Sie um Hilfe. Nur häufige Bewegung vermeidet Druckgeschwüre.

Das Vermeiden von Druckgeschwüren durch konsequente Krankengymnastik, Abpolstern und Durchführen eines »Drehplans« sind ebenso wichtig wie die sorgfältige Hautpflege.

Eine konsequente Krankengymnastik, regelmäßiger Lagewechsel, Abpolstern von besonders für Druckgeschwüre anfälligen Körperstellen wie zum Beispiel Knöchel, Gesäß, Knie, Fersen, Schienbeine, Ellbogen sind wichtig. Eventuell kommen spezielle Matratzen, Wasserkissen, Schaumstoffpolster und Felle zum Einsatz. So lange wie möglich sollte der Patient

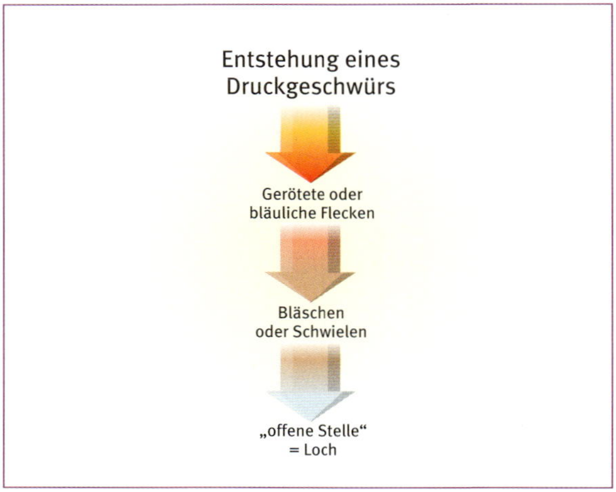

versuchen, sich selbst zu bewegen. Hierbei können ihm von der Krankengymnastin wichtige Handgriffe und Hilfsmittel gezeigt werden (zum Beispiel Strickleitern, die am Bettende befestigt werden, Handgriffe und so genannte Bettgalgen).

Drehplan. Kann der Patient sich selbst nicht mehr im Bett bewegen, so muss nach einem »Drehplan« mindestens alle zwei Stunden ein Umlagern erfolgen. Am günstigsten ist eine Halbschräglagerung, sodass Kreuz- und Steißbein entlastet werden. Kein anderes Hilfsmittel kann die Druckgeschwüre so entscheidend verhindern wie das häufige Umlagern.

Hautpflege. Ferner ist die Hautpflege zur Vermeidung von Druckulzera von entscheidender Bedeutung. Die Haut sollte sauber gehalten werden. Durch Frottieren kann die Hautdurchblutung gefördert werden, ebenso durch Einreiben mit Franzbranntwein. Bei Harninkontinenz ist das Trockenhalten der Haut durch häufiges Wechseln der Unterlagen (Einmalunterlagen verwenden) unbedingt notwendig.

Was hilft bei Druckgeschwüren?

Wenn ein Druckgeschwür entstanden ist, bedarf es genauer pflegerischer Maßnahmen, die von einer Krankenschwester oder Gemeindeschwester den Angehörigen gezeigt werden sollten. Um das Druckgeschwür zu behandeln, kann die Gabe von Antibiotika erforderlich sein. Verbände mit steriler (keimfreier Kochsalzlösung, die mehrmals täglich gewechselt werden müssen, und Abdeckung der Haut mit Zinkpaste können hilfreich sein). Bei ausgedehnten Druckulzera sind chirurgische Maßnahmen, unter Umständen Hautverpflanzungen, notwendig. Da der Patient durch die offene Hautstelle viel Eiweiß verlieren kann, ist eine eiweißreiche Ernährung wünschenswert.

Lungenentzündung (Pneumonie)

Durch häufiges Liegen und mangelhafte Bewegung und durch unzureichend tiefes Einatmen bei Schwäche der Atemmuskulatur kann es zu Entzündungen in der Lunge kommen, die – wie auch die Harnwegsinfekte – je nach Erreger (Bakterien) mit Antibiotika behandelt werden müssen.

Ist es zu einer Lungenentzündung gekommen, so sind Antibiotika einzusetzen und eine Lungenpflege durchzuführen.

Beschwerden bei einer Lungenentzündung sind: Husten, Atemnot, Krankheitsgefühl, Schüttelfrost, Fieber bis zu 40 °C und schneller Puls. Neben Antibiotika ist eine »Lungenpflege« notwendig: Abklatschen mit Franzbranntwein, eventuell Einatmen (Inhalieren) von Sauerstoff und Sekret auflösenden Medikamenten und Atemgymnastik.

Vorzeitige Ermüdbarkeit

Zahlreiche MS-Patienten leiden sowohl bei körperlicher als auch bei geistiger Anstrengung unter vorzeitiger Ermüdbarkeit. Das kann zum Beispiel darin bestehen, dass sich Symptome wie zum Beispiel Gangunsicherheit nach längerer Wegstrecke verschlechtern. Ruhe- und Erholungspausen führen zu einer raschen Besserung. Um einer Erschöpfung vorzubeugen, sollen individuell regelmäßige und rechtzeitige Ruhepausen eingehalten werden. Medikamentöse Behandlungen mit zum Beispiel Amantadin, Fluoxetin oder Modafinil können im Einzelfall hilfreich sein.

Traurige Verstimmung (Depression)

Depressionen können bei der MS durch die soziale Isolation, Schwierigkeiten bei der Verarbeitung der Diagnose oder

Depressionen können aus verschiedenen Gründen bei der MS auftreten. Je nach Ausprägung der Beschwerden, können Psychotherapie und/oder Antidepressiva helfen. Angehörige sollten in die Behandlung einbezogen werden.

durch Nebenwirkungen bestimmter Medikamente (besonders Kortison-ähnliche Medikamente) oder durch Entzündungsherde im Gehirn auftreten. Depressive Reaktionen können auch auftreten, wenn der Patient als Folge der vorzeitigen Ermüdbarkeit nicht mehr sein übliches Leistungspensum schafft. Hier ist es dann besonders wichtig, den Alltag so zu strukturieren, dass regelmäßige Ruhe- und Erholungspausen eingeplant werden.

Depressionen müssen von »Trauer« unterschieden werden. Die Trauer bei MS-Patienten ist durch die Erkrankung verständlich und normal. Je nachdem wie Ihre Erkrankung verläuft und welche Verschlechterungen oder Einschränkungen im täglichen Leben Sie hinnehmen müssen, ist immer wieder eine erneute Trauerverarbeitung notwendig.

AUS DEM LEBEN

Wenn Depressionen und MS zusammenkommen

Bei einer 25-jährigen Patientin kam es nach der Trennung von ihrem Partner zu traurigen Verstimmungen, Antriebsstörungen, Ein- und Durchschlafstörungen sowie Appetitsminderung mit Gewichtsabnahme, so dass von einem Psychiater die Diagnose Depressive Reaktion gestellt wurde und eine Behandlung mit Medikamenten (Antidepressiva) und eine Verhaltenstherapie begonnen wurde. Die depressive Symptomatik bildete sich zurück.

Ein Jahr später jedoch kam es ohne äußere Belastungen zu einer erneuten ausgeprägten depressiven Symptomatik, die eine stationäre Aufnahme erforderte. Im weiteren Verlauf entwickelte die Patientin zusätzlich Sehstörungen und ein unsicheres Gangbild, so dass weiterführende Untersuchungen erforderlich wurden. Dabei stellte sich im Nervenwasser ein chronisch-entzündlicher Prozess dar, sowie mehrere entzündliche Herde im MRT des Hirns.

Es wurde eine MS diagnostiziert und der MS-Schub behandelt unter Beibehaltung der antidepressiven Medikation. Da es unter der Kortison-Therapie zu einer Verschlechterung der depressiven Symptomatik kam, musste die antidepressive Medikation erhöht werden. Die Seh- und Gangstörungen bildeten sich innerhalb von zwei Wochen zurück.

Die Depression besserte sich nur langsam, da die Patientin wegen der MS-Diagnose zusätzlich belastet war. Mit Erlernen des Umgangs mit der MS-Erkrankung (Coping-Strategien) konnte sich die Patientin stabilisieren.

Wann sind Antidepressiva sinnvoll?

Sind traurige Verstimmungen, die mit Antriebs- und Interessenverlust, Appetitmangel und Gewichtsabnahme, Schlafstörungen und Selbsttötungsgedanken einhergehen können, anhaltend, so sollte neben den psychotherapeutischen Gesprächen eine antidepressive Medikation erfolgen (zum Beispiel Noveril, Saroten, Tofranil, Ludiomil, Fluctin, Cipramil). Auch hier ist es wichtig, dass offen über die traurigen Gedanken und Gefühle gesprochen wird, damit eine rasche und wirkungsvolle Hilfe einsetzen kann.

Oft ist es sinnvoll, Angehörige und Pflegepersonen mit einzubeziehen, da durch Missverständnisse und fehlendes oder unzureichendes Einfühlungsvermögen die depressiven Symptome verstärkt werden können.

ZUSAMMENFASSUNG

Wie Sie Folgeerkrankung möglichst vermeiden können

Folgeerkrankungen bei der MS können durch eingeschränkte Bewegungsmöglichkeiten oder durch MS-bedingte Funktionsstörungen verursacht sein.

Folgeerkrankungen der MS sind z. B. Entzündungen der Harnwege, Kontrakturen, Druckstellen (Dekubitus) und Entzündungen der Luftwege (Bronchitis, Pneumonie). Sie werden am besten durch entsprechende Vorsorgemaßnahmen vermieden. Die Behandlung der Harnwegsentzündungen erfolgt mit einem Antibiotikum, das gegen die Keime gerichtet ist, welche die Entzündung verursachen.

Oberflächliche Thrombosen (Blutgerinnsel) in den Venen werden mit Bewegung (Krankengymnastik) behandelt, während tiefe Thrombosen mit Bettruhe und mit Medikamenten, die das Gerinnsel wieder auflösen, behandelt werden. Bei einer tiefen Thrombose besteht die Gefahr der Lungenembolie.

Die Lungenentzündung wird ebenfalls mit Antibiotika sowie Inhalationen von Sauerstoff und Sekret auflösenden Medikamenten behandelt.

Druckgeschwüre sollten möglichst durch Abpolstern und Lagewechsel vermieden werden. Ist es trotz häufigen Umlagerns und Abpolsterns dennoch zu Druckgeschwüren gekommen, so können einerseits eine Antibiotikagabe sowie sterile Verbände und Abdecken der Haut andererseits erforderlich sein. Unterschiedliche Salben werden verwendet.

Bei Depressionen (traurigen Verstimmungen) können neben psychotherapeutischen Gesprächen auch Antidepressiva eingesetzt werden.

Krankengymnastik

Eine erfahrene Krankengymnastin für sich zu suchen, muss für Sie (unter Umständen mithilfe Ihres Arztes) vordringliche Aufgabe sein.

Wir haben bereits häufig auf die Wichtigkeit der Krankengymnastik hingewiesen und haben bei der Behandlung der einzelnen Symptome immer wieder auf die absolute Notwendigkeit der Krankengymnastik aufmerksam gemacht. Dennoch erscheint es uns in Anbetracht der Dringlichkeit, regelmäßige krankengymnastische Übungen durchzuführen, sinnvoll, einiges noch genauer darzustellen. Vorab: Jede krankengymnastische Übungsbehandlung ist »individuell«, das heißt, sie muss sich nach Ihren Beschwerden und entsprechenden Ausfällen richten. Auch wenn Sie nur gering bewegungseingeschränkt sind, sollten Sie so früh wie möglich Krankengymnastik machen. Die Krankengymnastik ist die wichtigste Maßnahme zur Erhaltung der Beweglichkeit und damit zur Selbstständigkeit und unter Umständen Berufstätigkeit.

Was bringt Krankengymnastik?

Allgemein gesagt hat die Krankengymnastik die Aufgabe, das Beste aus Ihren körperlichen Möglichkeiten herauszuholen, zurückgebliebene motorische (das heißt Bewegung betreffende) Schäden zu behandeln, der Immobilisation (Unbeweglichkeit) vorzubeugen. Dadurch sollen die Erkrankungen, die durch unzureichende Bewegung entstehen (wie zum Beispiel Druckgeschwüre, Thrombosen, Lungenentzündungen) verhindert werden. Die Krankengymnastin soll Ihnen zeigen, wie Sie am besten die beeinträchtigten (das heißt von der Krankheit befallenen) Muskelgruppen durch Bewegungen der gesunden Muskeln kompensieren (ersetzen) können.

Hilfsmittel. Ferner kann Ihnen die Krankengymnastin raten, ob und welche Hilfsmittel (zum Beispiel Gehstützen, Gehwagen, Stehbrett, Gehbarren, Rollstuhl) für Sie infrage kommen. Sie wird mit Ihnen den richtigen Ersatz dieser Hilfsmittel üben und Ihnen auch bei der Auswahl mit ihrer Erfahrung und Sachkenntnis zur Seite stehen (das erspart Ihnen und Ihrer Krankenkasse unnötige Geldausgaben für nicht notwendige oder für Sie unpassende Hilfsmittel).

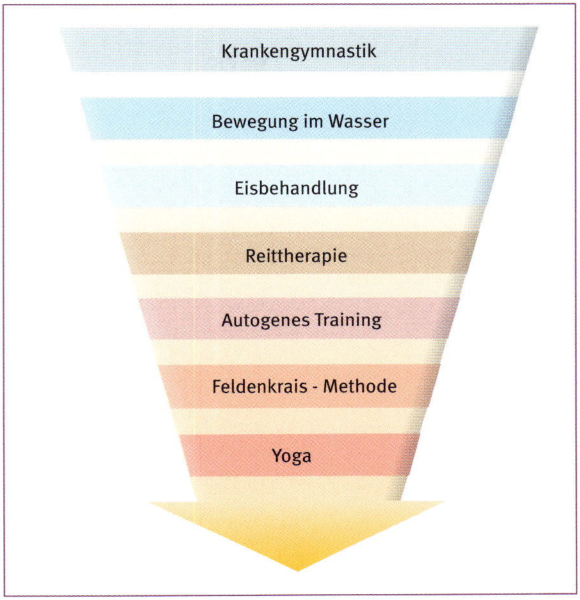
Krankengymnastik
Bewegung im Wasser
Eisbehandlung
Reittherapie
Autogenes Training
Feldenkrais - Methode
Yoga

▲ Neben der Krankengymnastik gibt es noch weitere Zusatztherapien und Entspannungsmethoden, die Ihre Beweglichkeit erheblich verbessern können.

Zu Hause weiter üben! Grundsätzlich gilt, dass eine regelmäßige Krankengymnastik und ständiges Wiederholen der Übungen zu Hause von großer Bedeutung sind, um so lange wie möglich die Beweglichkeit zu erhalten. Sie müssen lernen, das in der krankengymnastischen Therapie Erlernte in Ihren Alltag einzubauen. Auch bei akuten Schüben hat sich die früh einsetzende Krankengymnastik bewährt. Bei Vorliegen einer vorzeitigen Ermüdung muss die Krankengymnastik entsprechend angepasst werden.

Für jedes Krankheitsstadium gibt es krankengymnastische Hilfe

Wir können hier nicht im Einzelnen auf spezielle Übungen eingehen, wollen aber mit ein paar Beispielen zeigen, was Sie durch die Krankengymnastik (je nach Ihren Bedürfnissen natürlich) erlernen können: zum Beispiel

- das Drehen im Bett,
- das Aufsetzen im Bett,
- das Aufstehen,
- die Toilettenbenutzung,
- der Ein- und Ausstieg aus der Dusche/Badewanne,
- das Treppengehen und so weiter.

Ferner können Sie sich atmungs- und Kreislauf anregende Maßnahmen wie zum Beispiel Wechselbäder, Eisabreibungen, Bürstenmassagen und so weiter zeigen lassen. Außerdem können das Blasenklopftraining oder die Darmmassage geübt werden.

Krankengymnastik bei Spastik. Wie wir bereits erwähnt haben, ist die Krankengymnastik die Therapie der Wahl bei der Spastik (vermehrte Muskelanspannung) und wünschenswert bei den Koordinationsstörungen. Sie können durch die Krankengymnastik lernen, Ihr Gleichgewicht besser zu halten und gezielte Bewegungen sicherer auszuüben und Gelenkversteifungen zur verhindern.

Zusatztherapien, Sport und Entspannungsmethoden

Ergänzend zu den krankengymnastischen Übungen können Sie auch entsprechend Ihren Bedürfnissen und Vorlieben von folgenden Methoden profitieren.

Bewegungsübungen im Wasser (Hydrotherapie)

Eine wichtige Ergänzung im Rahmen der Krankengymnastik ist die Hydrotherapie (Bewegungsübungen im Wasser) und die Eisbehandlung. Bei der Hydrotherapie macht man sich die Aufhebung der Schwerkraft im Wasser zunutze, sodass Bewegungen leichter durchgeführt und geübt werden können.

Schwimmen

Regelmäßiges Schwimmen – so möglich – ist sehr empfehlenswert. Da viele Patienten zu warmes Wasser als sehr ermüdend erleben, sollte die Wassertemperatur im Allgemeinen nicht über 27 °C liegen. Wärmeanwendungen, Fango und Heißluft sind meist nicht von Nutzen, da sie die Symptome der MS vorübergehend verschlechtern können.

Hippotherapie als Ergänzung

Hippotherapie (Bewegungstherapie auf dem Pferd) hat sich als gute Ergänzung bewährt, wird aber bisher nur in Ausnahmefällen von der Kasse erstattet. Alle anderen bisher erwähnten Behandlungsformen werden von den Kassen übernommen.

Feldenkrais

Die Feldenkrais-Methode versucht geistige und körperliche Funktionen bewusst zu trainieren (z.B. Körperhaltung, Atmungsabläufe, Bewegungszusammenspiel verschiedener Muskeln, Auswirkung der Kopfhaltung). Entscheidend ist bei der Feldenkrais-Methode, sich des eigenen Körpers bewusst zu werden (was z.B. in den Muskeln passiert, die Bewegungen zu spüren usw.).

Autogenes Training oder Yoga

Neben der Krankengymnastik sind auch autogenes Training oder Yoga sinnvoll. Bei beiden Therapieformen wird besonders auf die Atmung Wert gelegt. Eine gute und tiefe Atmung ist wichtig, da sie Lungenentzündungen vorbeugt. Ferner können autogenes Training und Yoga zur Entspannung eingesetzt werden. Sie können diese Übungen in Ihren Ruhepausen beliebig oft am Tag und ohne große Umstände wiederholen. Besonders auch unter Berücksichtigung der psychischen Belastung, die die MS darstellt, ist das autogene Training und/oder Yoga eine geeignete Methode, zum »inneren Gleichgewicht« zu kommen.

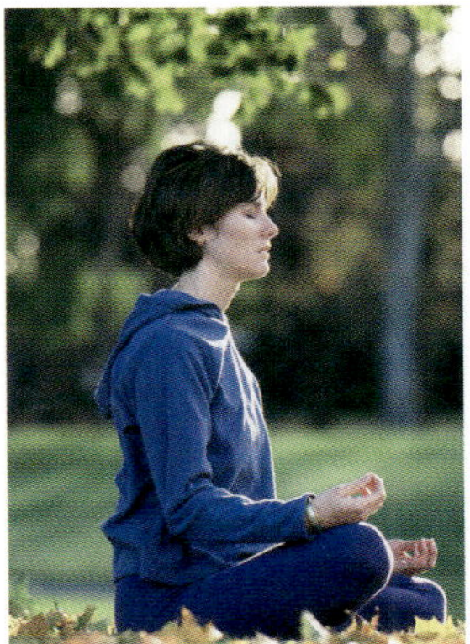

ÜBUNGEN

Übungen für zu Hause

Im Folgenden geben wir Ihnen einige Übungsbeispiele, die Sie je Möglichkeiten zu Hause bei sich durchführen können.

Ruhe- und Entspannungsstellung in Rückenlage

Übung 1

Mit leicht gespreizten Knien auf einer zusammengerollten Decke auf dem Rücken liegen, dabei sollten die Fersen nicht auf die Unterlage drücken, und die Knie leicht nach außen stehen. Dabei ruhig und tief durchatmen.

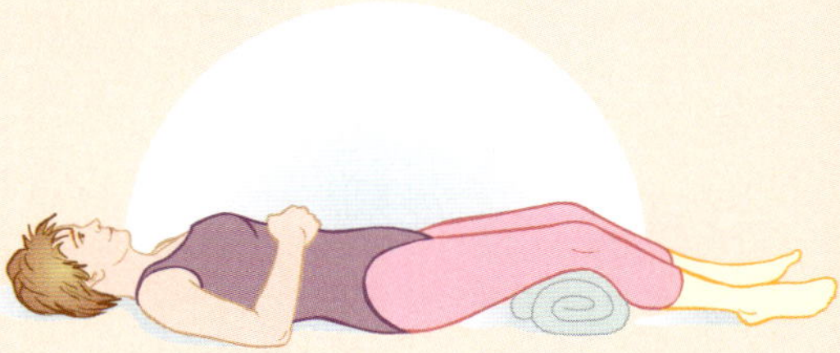

Übung 2

Mit flachem Rücken so liegen, dass Oberschenkel und Unterschenkel fast in einem rechten Winkel auf einem harten Polster liegen (z. B. zwei Matratzenteile aufeinander legen).

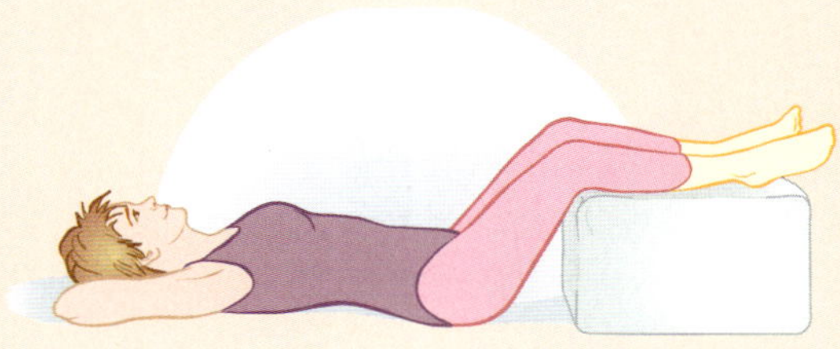

Lockerung der steifen Beine

Übung 3

In lockerer Sitzhaltung mit den Armen sich nach hinten abstützen und die Beine frei hängen lassen. Die Unterschenkel in gleichmäßigen Pendelbewegungen nach vorn und nach hinten ohne Kraftaufwand baumeln lassen.

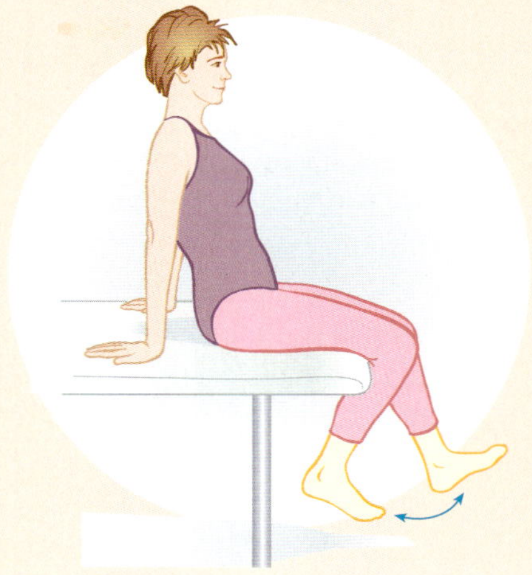

Gleichgewichtsübung

Übung 4

Auf der vorderen Hälfte eines Stuhles mit ebener Sitzfläche sitzen. Kopf und Brustkorb, Rücken und Becken, Knie und Füße bilden je eine Linie. Die Arme locker hängen lassen. In dieser Sitzhaltung die Schultern zu den Ohren ziehen und wieder fallen lassen.

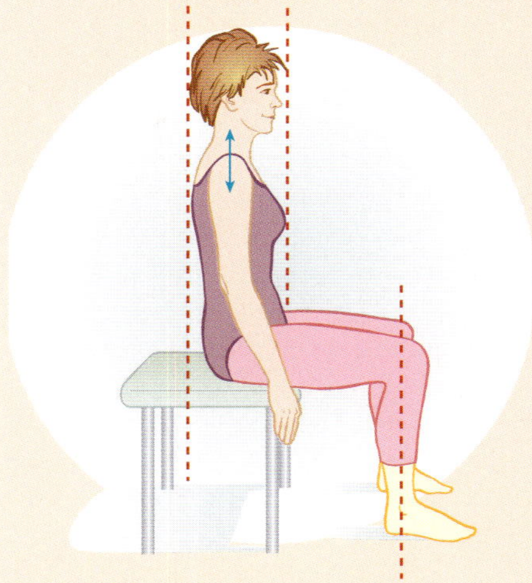

Dehnung der inneren Oberschenkelmuskulatur

Übung 5

Sitzhaltung wie bei Übung 4. Einen zweiten Stuhl vor sich hinstellen und in dieser Sitzhaltung auf den zweiten Stuhl rutschen, sodass die Oberschenkel gespreizt werden. Mit den Händen sich an der Lehne festhalten und den Oberkörper parallel zur Lehne nach vorne ziehen.

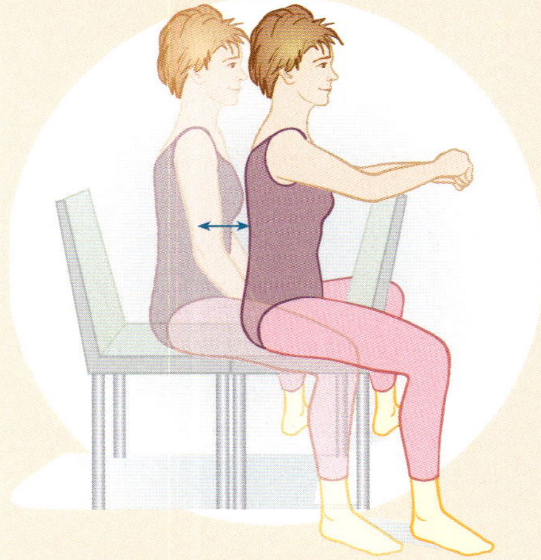

Dehnung der Hüft- und Lendenmuskulatur

Übung 6

Die Fußsohlen flach aufsetzen, Knie und Füße sind ungefähr 30 Zentimeter auseinander, den Oberkörper nach vorn und unten beugen. Dabei sollten die Arme locker zwischen den Knien hängen. Bei erhöhtem Muskeltonus in den Oberschenkeln können die Oberarme die Knie langsam auseinander drücken.

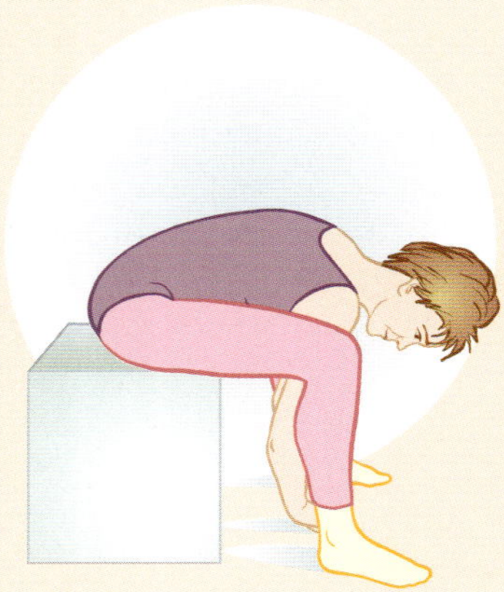

Übung 7

Aus der Hockstellung den Oberkörper so nach vorn beugen, dass Bauch und Brustkorb auf dem Oberschenkel liegen. Zur Stütze werden die Ellenbogen seitlich aufgestützt, die Stirn liegt auf den flachen Händen. Ist die Hockstellung auf der Ferse unangenehm, so kann ein flaches Kissen zwischen Oberschenkel und Ferse gelegt werden.

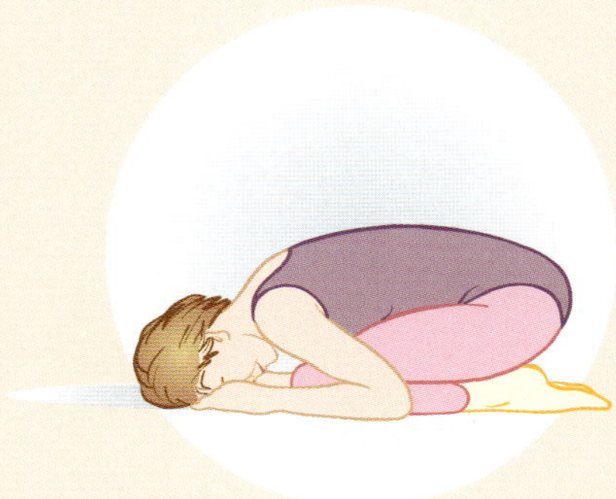

Dehnung der Bein- und Rückenmuskulatur

Übung 8

Aus der Rückenlage werden die Knie auf den Bauch gezogen. Kopf und Rücken bleiben gerade.

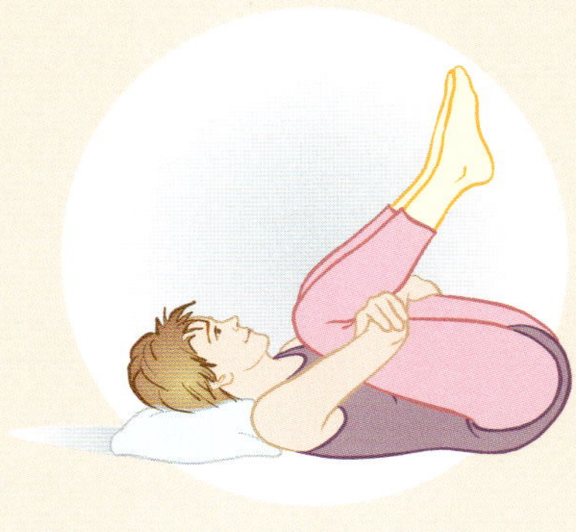

Konditionssport

Bei geringgradiger (oder keiner) Behinderung sollten sportliche Betätigungen, insbesondere Konditionssport wie Schwimmen, Gymnastik oder Muskelaufbautraining (z. B. mit Fitnessgeräten), durchgeführt werden. Bei Rückenschmerzen und Fehlbelastungen der Wirbelsäule ist der Einsatz von Fitnessgeräten unter fachlicher Anleitung ebenfalls hilfreich. Empfohlene Sportarten sind beispielsweise bei Lähmungen Schwimmen, Wassergymnastik und Reiten. Bei Gleichgewichtsstörungen sind Reiten und Rad fahren (z. B. mit dem Heimtrainer) hilfreich. Bei Gefühlsstörungen können Spiele auf Matten, im Gras, im Sand und Trampolinübungen nützlich sein.

ZUSAMMENFASSUNG

Machen Sie Krankengymnastik oder – falls möglich – Sport

Es wurde bereits mehrfach auf den hohen Stellenwert der Krankengymnastik in der Behandlung der MS hingewiesen. Besonders für Patienten mit einer Spastik (vermehrter Muskelanspannung) und bei Koordinationsstörungen ist die Krankengymnastik wichtig.

Natürlich müssen die gelernten Übungen zu Hause täglich angewendet werden. Ziel ist es, die Bewegungsfähigkeit so lange wie möglich zu erhalten.

Ergänzend können Bewegungsübungen im Wasser, die Eisbehandlung und/oder Hippotherapie (Reittherapie) sowie Feldenkrais-Therapie, autogenes Training und Yoga eingesetzt werden.

Selbsthilfe

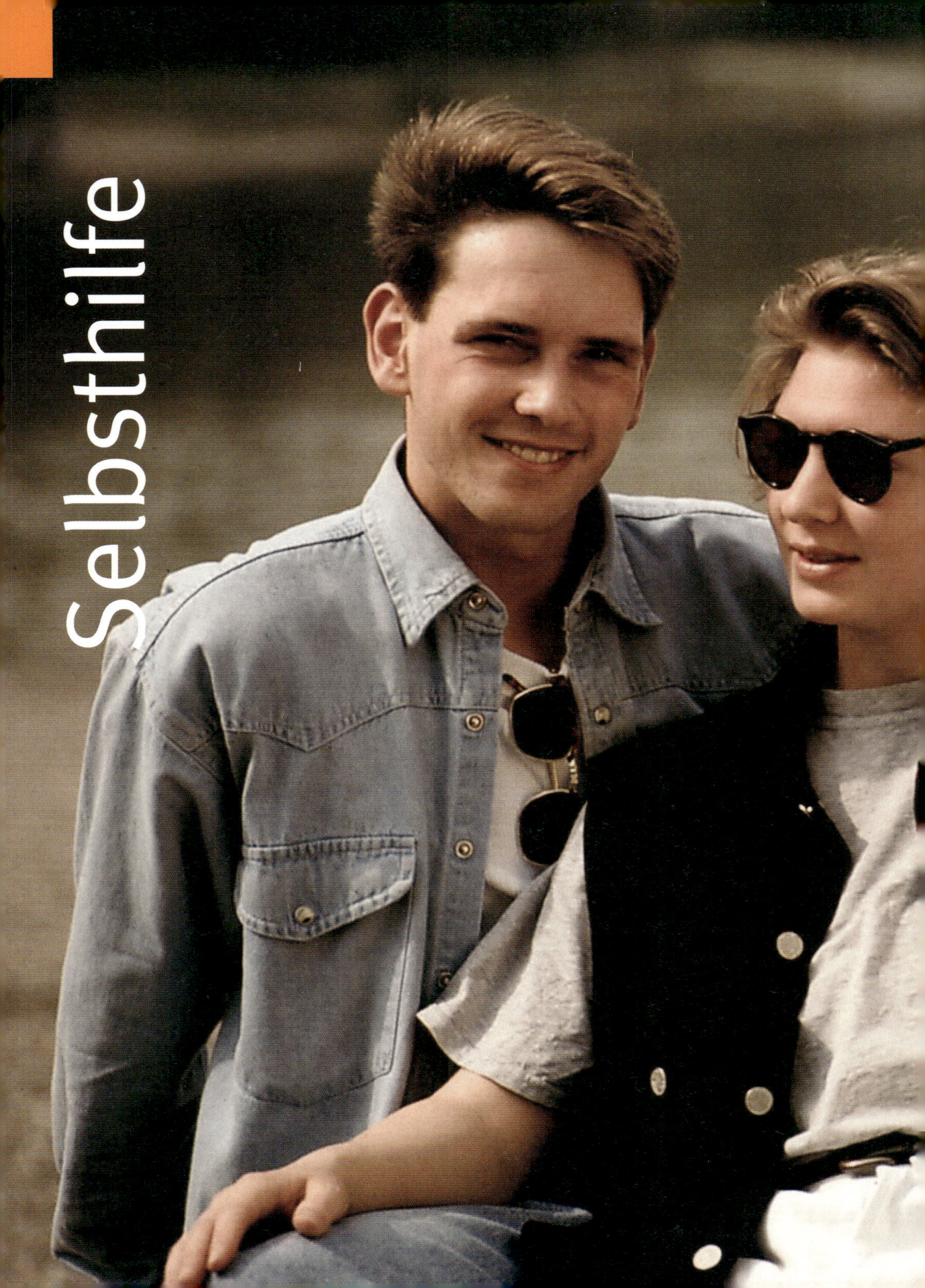

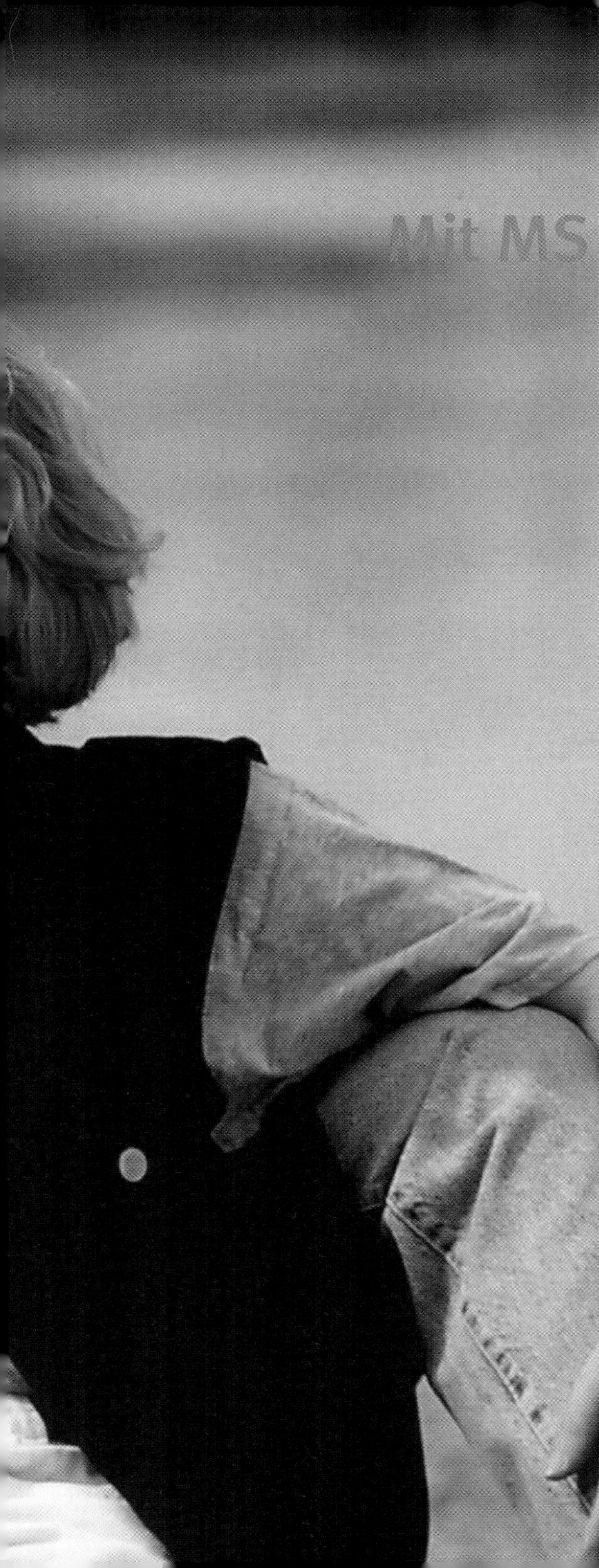

Mit MS leben

Ernährung anpassen

Fast unüberschaubar ist die Anzahl der verschiedenen Diäten, die alle mehr oder weniger den Anspruch erheben, bei der MS »wirksam« zu sein. Man muss jedoch klar sagen, dass es bisher keine eindeutigen Anhaltspunkte gibt, welche die Ernährung als entscheidenden Faktor bei der MS belegen.

Dennoch scheint uns eine ausgeglichene Ernährung sinnvoll, die eine ausreichende, aber nicht zu hohe Kalorienzufuhr, eine begrenzte Fettzufuhr mit hohem Anteil von ungesättigten Fettsäuren und reichlich Eiweiß, frisches Gemüse und Obst enthält.

Bevorzugen Sie pflanzliche Fette und Öle

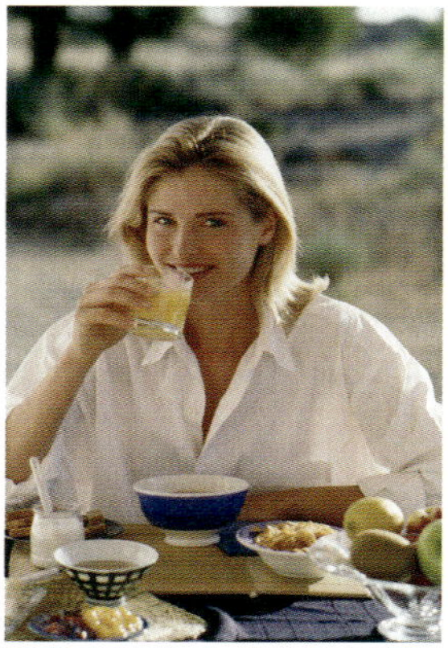

Wir empfehlen unseren Patienten, den Fettanteil der Nahrung über pflanzliche Fette zu sich zu nehmen (zum Beispiel pflanzliche Margarine, Sonnenblumenöl, Färberdistelöl) und möglichst tierische Fette (wie Schmalz, Butter, Speck, fettes Fleisch) zu meiden und den Cholesteringehalt niedrig zu halten.

Für MS-Patienten sollen besonders die essenziellen (mehrfach ungesättigten) Fettsäuren von Bedeutung sein. Essenzielle Fettsäuren sind Fette, die nicht vom Körper selbst gebildet werden können, sondern mit der Nahrung zugeführt werden müssen. Mehrfach ungesättigte Fettsäuren sind besonders für die Myelinscheiden der Nervenverbindungen wichtig. Je mehr ungesättigte Fettsäuren in die Myelinscheiden eingebaut werden, desto stabiler sind sie gegenüber Schädigungen.

Zusammengefasst heißt das, dass MS-Patienten möglichst tierische Fette meiden und stattdessen pflanzliche Fette, die viele ungesättigte Fettsäuren enthalten, zu sich nehmen sollten. Auf dieser Grundlage basieren viele MS-Diäten.

Welche Nahrungsmittel sind empfehlenswert?

Fette und Öle. Nahrungsmittel, die essenzielle Fettsäuren enthalten, sind zum Beispiel Sonnenblumenkernöl, Färberdistelöl, Leinsamenöl, Sojabohnenöl, Maisöl, ferner Sesam, Mandeln und so weiter. Anzumerken ist, dass Kokos-, Oliven- und Palmöl keine ungesättigten Fettsäuren enthalten und somit nicht empfehlenswert sind. Neue Gesichtspunkte bezüglich unserer Empfehlungen zu essenziellen Fettsäuren sind durch die Studien über Brustkrebs entstanden. Da diese Studien noch nicht ausreichend abgesichert sind, lassen sich zum gegenwärtigen Zeitpunkt keine gesicherten Aussagen treffen. Sollten Sie aber deswegen verunsichert sein, so könnten Sie alternativ auf Fischöl ausweichen.

Tabelle: Empfehlenswerte Nahrungsmittel

ungesättigte, essenzielle Fettsäuren	Gemüse und Obst z. B.
pflanzliche Margarine	Spinat
Sonnenblumenkernöl	Broccoli
Färberdistelöl	grüne und rote Paprika
Leinsamenöl	Petersilie
Sojabohnenöl	Tomaten
Maisöl	Karotten
	rote Beete
	Äpfel
	Pflaumen
	Birnen
	Apfelsinen

Kohlenhydrate. Bei der Zufuhr an Kohlenhydraten sollte mit Zucker möglichst sparsam umgegangen werden. Täglich Vollkornprodukte, z. B. Vollkornbrot, -mehl, -reis, -nudeln oder -haferflocken zum Frühstück sind empfehlenswert.

Gemüse und Obst. Essen Sie täglich Gemüse und Obst – möglichst roh, um den Vitamin- und Mineralgehalt zu erhalten. Bei Gemüse sollten blähende Sorten (zum Beispiel Bohnen, Kohl, Linsen) vermieden werden. Zu dunkelgrünem Gemüse wie Spinat, Broccoli, grüne Paprika, Petersilie und so weiter ist zu raten. Tomaten, Karotten, rote Beete und rote Paprika sind wegen des hohen Vitamingehaltes ebenfalls empfehlenswert.

Wie Sie Ihren Eiweißbedarf decken sollten

Die Eiweiße sollten zu 40 % tierischer und zu 60 % pflanzlicher Herkunft sein. Besonders Sojabohnen haben einen hohen Protein(Eiweiß)-Gehalt. Soja- und Tofugerichte sind ein guter Fleischersatz und können 2- bis 3-mal pro Woche den Speisezettel ergänzen.

Fleisch. Der Fleischkonsum sollte auf zwei Fleischmahlzeiten pro Woche begrenzt werden. Wurst, Speck und Innereien sollten gemieden werden. Empfehlenswert ist mageres Fleisch vom Huhn, Truthahn, Kalb, Rind, Hammel oder Schwein sowie Corned Beef. Ferner sollte auf tierische Fette wie Butter, Schweineschmalz oder Gänsefett ganz verzichtet werden. Stattdessen sollten Diätmargarine und pflanzliche Öle möglichst mit günstigen Fettsäuren, z. B. Sojaöl, Leinöl, Weizenkeimöl, verwendet werden.

Fisch. Fisch ist empfehlenswert (zum Beispiel Heilbutt, Forelle, Kabeljau, Schellfisch, Scholle. Nicht jedoch: Aal, Hering, Lachs, Ölsardinen). Versuchen Sie 2–3 Mal pro Woche eine Fischmahlzeit zu verzehren.

Eier. Wegen ihres hohen Cholesteringehalts sollten nicht mehr als 2 Eier pro Woche gegessen werden. Verwenden Sie stattdessen Ei-Ersatzprodukte wie z. B. pflanzliche Bindemittel. Insbesondere sollte darauf geachtet werden, keine eihaltigen Teigwaren zu verzehren (italienische Produkte sind meist eifrei, achten Sie auf die Angaben auf dem Etikett).

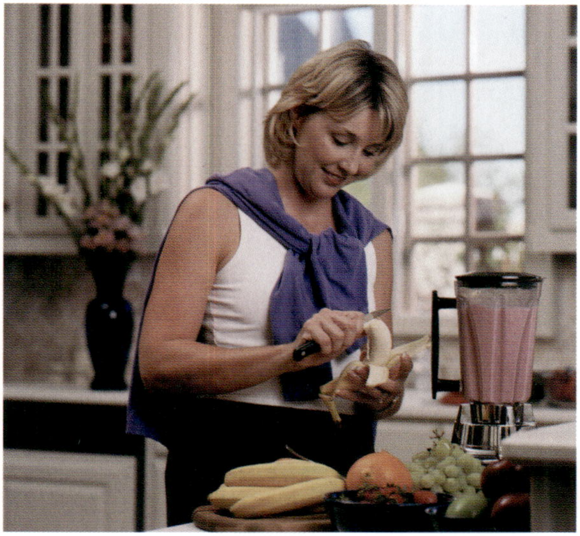

Milchprodukte. Bei Milchprodukten ist es wichtig, dass sie möglichst fettarm sein sollten, z. B. 1,5 %ige Frischmilch, 1,5 %iger Jogurt, 10 %ige saure Sahne, 10 %iger Kaffeerahm, Magerquark. Vollmilch sollte vermieden werden. Statt Wurst sollte Hart- oder Schnittkäse verwendet werden, der Fettgehalt sollte jedoch nicht höher als 45 % sein.

Meiden Sie möglichst fetthaltige Milchprodukte wie Butter, Sahne, Käse mit hohem Fettanteil, ferner Dosenfleisch, Frühstücksfleisch, Würste, Hamburger, industriell hergestellte Kuchen und Kekse.

Oft wird verschiedenen Diäten eine gute Wirksamkeit nachgesagt. Wir empfehlen lediglich, den Fettanteil der Nahrung über pflanzliche Fette zu sich zu nehmen und tierische Fette möglichst zu meiden. Ansonsten gibt es keine festen Ver- oder Gebote bei der Ernährung, und jeder Patient sollte für sich entscheiden, welche Ernährung ihm am angenehmsten ist. Unterwerfen Sie sich auf keinen Fall unnötigen und für Sie belastenden Vorschriften.

Was Sie über Alkohol und Nikotin wissen sollten

Bezüglich des Alkoholkonsums bei MS-Patienten ist neben den allgemein bekannten Gefahren für die Gesundheit (Leberschädigung, Gefahr der Abhängigkeit usw.) weiter darauf zu achten, dass Alkohol zu Wechselwirkungen mit Medikamenten, beispielsweise mit benzodiazepinhaltigen Antispastika (Mittel gegen den erhöhten Muskeltonus), führen kann. Unter Alkoholeinwirkung können sich vorhandene Koordinationsstörungen verstärken. Ebenso kann es unter Alkohol zur vermehrten Müdigkeit kommen. Bei Einnahme von Medikamenten, insbesondere von Beruhigungsmitteln, zu denen auch einige Antispastika gehören, sollte grundsätzlich auf Alkohol verzichtet werden. Grundsätzlich ist jedoch kein striktes Alkoholverbot auszusprechen.

Ein Nikotinverbot ist bei Multipler Sklerose nicht nötig, wenngleich Nikotin wie bei allen anderen Menschen auch zu einem erhöhten Gesundheitsrisiko führt.

ZUSAMMENFASSUNG

Es gibt keine strikten Ernährungsverbote

Oft wird verschiedenen Diäten bei MS eine gute Wirksamkeit nachgesagt. Wir empfehlen lediglich, den Fettanteil der Nahrung über pflanzliche Fette zu sich zu nehmen und tierische Fette möglichst zu meiden.

Was Ihnen noch helfen könnte

Abgesehen von Krankengymnastik (oder falls möglich Sport) und einer gesunden Ernährung gibt es noch weitere Hilfsangebote und Maßnahmen, die Sie selbst durchführen können, um die Beeinträchtigung durch die MS so gering wie möglich zu halten und Ihre Lebensqualität zu verbessern.

Ergotherapie (Arbeits- und Beschäftigungstherapie)

Neben der Krankengymnastik hat die Ergotherapie eine wichtige Aufgabe bei der Behandlung der MS. Es können Bewegungstraining, gymnastische Übungen, Spiele, Schreibübungen, Konzentrationstraining, handwerkliche und gestalterische Arbeiten durchgeführt werden. Dabei richten sich Art, Dauer und Häufigkeit der unterschiedlichen Übungen nach den jeweiligen individuellen Beeinträchtigungen und Bedürfnissen.

Ergotherapie dient dem Erhalt von körperlichen Funktionen. Es werden alltägliche Verrichtungen trainiert und Unterstützungen bei der Körperpflege gegeben. Ziel ist der Erhalt der Selbstständigkeit.

Das Training der alltäglichen Verrichtungen ist ein Schwerpunkt der Ergotherapie. Verschiedene Techniken zur Verbesserung der Grob- und Feinmotorik, Küchen- und Haushaltstraining, sinnvoller Einsatz von Hilfsmitteln und das Trainieren mit den Hilfsmitteln sind Inhalte der funktionellen Ergotherapie.

Selbsthilfetraining, bei dem je nach Bedarf Hilfestellungen bei Körperpflege, An- und Auskleiden gegeben werden, ist eine weitere wichtige Domäne der Ergotherapie. So kann beispielsweise bei Störungen der Finger- und Handmuskulatur mit Therapieknete, Salzteig oder Ton gearbeitet werden.

Dadurch kann eine größtmögliche Selbstständigkeit bei alltäglichen Verrichtungen erzielt und die Abhängigkeit von Hilfe anderer klein gehalten werden. Tricks und Techniken können gezeigt werden.

Handwerklich-gestalterische Aktivitäten

Handwerklich gestalterische Aktivitäten können Arbeiten mit Pettig-Rohr, am Webrahmen, mit Ton oder Holz sein. Auch Seidenmalerei, Arbeiten mit Fimo oder Malen können das Training verschiedener Funktionen mit Hobby- und Freizeitaktivität verbinden. Erfolgserlebnisse beim Erstellen der Arbeiten tragen dazu bei, dass das Selbstvertrauen und Selbstwertgefühl gestärkt werden. Die Übungen werden im Allgemeinen in der Gruppe durchgeführt, bei Bedarf mit Einzelbetreuung.

Ergotherapiegruppen

Im Rahmen von »Nachsorgeprogrammen« werden Ergotherapiegruppen durchgeführt, wobei neben den bereits genannten Übungen insbesondere auch der Kontakt unter den Gruppenmitgliedern wichtig ist und der Abkapselung und Isolation vorbeugt. Leider ist die Ergotherapie in dieser Form nur an einigen Orten verfügbar, sie kann als Kassenleistung auf Rezept verordnet werden.

Psychotherapie

Zur Krankheitsverarbeitung, zum Abbau von Ängsten und zur Verarbeitung der Verlusterlebnisse, die mit der MS-Erkrankung verbunden sein können, ist eine Psychotherapie sinnvoll.

Gerade durch eine in ihrem Verlauf so ungewisse Erkrankung wie die MS können erhebliche psychische Probleme auftreten. Einerseits können Angst und Sorge vor einem neuen Schub Sie in Unruhe versetzen, andererseits kann eine Beeinträchtigung durch die MS zu Identitätsproblemen (Probleme in Bezug auf das Selbstwertgefühl) führen. Die Tatsache, an MS erkrankt zu sein, kann also viele seelische Probleme (sinkender Lebensmut, traurige Verstimmung, Ängste, Probleme in der Familie, bei der Arbeit usw.) mit sich bringen.

Unter Umständen können diese seelischen Probleme so groß werden, dass Sie trotz Hilfe von Ihrem Partner, Ihrer Familie, Ihren Freunden und Ihrem Arzt glauben, mit Ihrer Situation nicht fertig zu werden. Hier können Beratungsgespräche oder auch eine Psychotherapie hilfreich sein. Die Letztere kann als Einzel- aber auch als Gruppentherapie durchgeführt werden.

Psychotherapie zur Bewältigung der Erkrankung

Obwohl die MS eine körperliche Erkrankung ist – und für seelische Ursachen bisher keine überzeugenden Hinweise vorliegen – kann die Psychotherapie Ihnen bei der Bewältigung der Krankheit selbst (Coping) und bei den dabei auftretenden seelischen Krisen helfen. Insbesondere kann sie helfen, die mit der MS verbundenen Ängste abzubauen, auch kann die Verarbeitung verschiedener Verlusterlebnisse (körperliche Einbußen, Konzentrationsstörungen) in der Psychotherapie erfolgen.

Unter dem Begriff »Psychotherapie« kann sich vielerlei verbergen. Für MS-Patienten kommt in der Regel eine Gesprächstherapie infrage, die problemorientiert arbeitet. Die Durchführung der Psychotherapie kann als Einzeltherapie, auch mit Einbezug Ihres Partners, oder als Gruppentherapie stattfinden.

Psychotherapie kann als Einzel- oder als Gruppentherapie erfolgen. Themenzentrierte Gruppen dienen auch der Information über die Erkrankung.

Wünschenswert wäre eine gute und enge Zusammenarbeit zwischen Ihrem Arzt und dem Psychotherapeuten, um der MS-Erkrankung in der Gesamtheit ihrer Problematik gerecht zu werden. Am geeignetsten wäre ein Psychotherapeut, der gleichzeitig auch Neurologe ist. Adressen für Psychotherapeuten erfahren Sie in den psychiatrischen Universitätsambulanzen, bei den MS-Bundes- und Landesverbänden, bei den MS-Beratungsstellen sowie bei niedergelassenen Nervenärzten.

Ergänzende Verfahren

Ergänzt werden kann die Psychotherapie durch Entspannungstherapien, z. B. autogenes Training, Yoga, Feldenkrais oder progressive Muskelentspannung nach Jacobson. Neben der Entspannung bei Angstzuständen können sie einen positiven Einfluss bei spastischen Lähmungen haben, zusätzlich führen sie zur Stressreduktion. Bei der Bildung der Gruppen ist darauf zu achten, dass sie sich aus ähnlich Betroffenen, z. B. Neuerkrankten, zusammensetzen.

Erlernen von Copingstrategien

Eine so genannte »niedrigfrequente Psychotherapie« (ca. 1 Therapietermin pro Woche) kann bei der Bewältigung und beim Umgang mit der Erkrankung (Coping) helfen. Sie kann bei der Angstbewältigung unterstützend eingreifen und Ihnen bei der Verarbeitung der verschiedenen Verlusterlebnisse (körperliche Einbußen, kognitive Leistungseinbußen) helfen.

Gruppentherapie

Die Bearbeitung der Erkrankung kann in Form einer Gruppentherapie erfolgen. Diese ist insbesondere im Frühstadium nach der Diagnosestellung sinnvoll. Der Austausch mit anderen Betroffenen kann oft eine gute Hilfe sein. Die Gruppenzusammensetzung sollte jedoch genau berücksichtigt werden.

In einer Göttinger Studie (Prof. Friedrich, Abteilung für medizinische Soziologie, Universität Göttingen) konnte gezeigt werden, dass ca. fünf Jahre nötig sind, bis eine stabile (gefestigte) innere Einstellung zur MS-Erkrankung gefunden wird.

Ferner können Gruppen, die z. B. »Leben mit der MS-Krankheit« als Thema behandeln (ca. 12 Sitzungen, einmal wöchentlich), hilfreich sein, Enttäuschungen, Abhängigkeiten und Ängste zu verarbeiten. Außerdem dienen sie auch zur Information über die MS. Oft entstehen aus diesen Gruppen Selbsthilfegruppen, die sich dann nach Abschluss der 12 Sitzungen weiter treffen.

Allgemeine Maßnahmen

Judy Graham gibt in ihrem Buch »Multiple Sklerose – und doch nicht verzweifeln« unter anderem folgende Tipps: »Bewahren Sie sich eine positive Einstellung zum Leben. Bleiben Sie geistig rege. Gönnen Sie sich genügend Ruhe. Vermeiden Sie Überanstrengung. Führen Sie ein stressfreies Leben. Pflegen Sie befriedigende Beziehungen zu anderen Menschen.« Nun, das ist natürlich viel einfacher gesagt als getan. Dennoch sollten einige Gedanken näher beleuchtet werden.

Neben regelmäßiger Lebensführung mit ausreichendem Schlaf und ausgeglichener Ernährung sollten Sie Ihre individuelle Leistungsfähigkeit durch regelmäßige Ruhepausen erhalten.

Finden Sie Ihre individuellen Leistungs- und Ruhephasen

Wir wissen, dass einige MS-Patienten schneller ermüden und unter Umständen häufiger kleine Ruhepausen einlegen müssen. Daher ist es wichtig, dass Sie für sich einen Tagesplan erstellen, aus dem hervorgeht, wann Ihre Leistungsphasen und wann Ihre Ermüdungsphasen sind, um Ihre Arbeiten entsprechend einzuteilen.

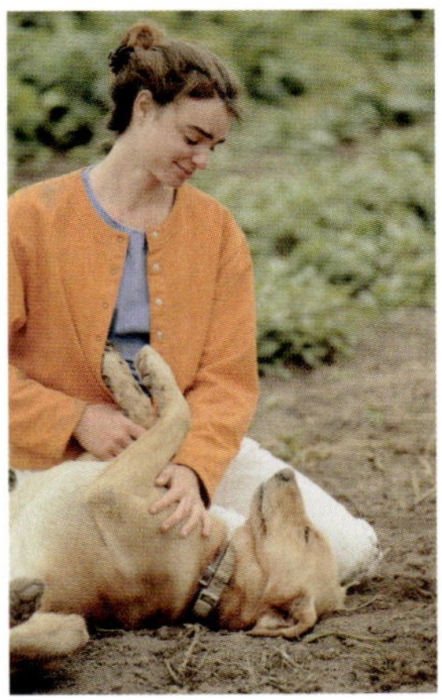

Jeder sollte für sich die Zeitdauer der Ruhepausen herausfinden, die er benötigt, um wieder erholt und frisch zu sein. Es gibt vier allgemeine Maßnahmen, die Sie in Ihrer Lebensgestaltung nach Möglichkeit beachten sollten:

Tabelle: Allgemeine Maßnahmen zur Lebensgestaltung

regelmäßige Lebensführung
ausgeglichene Ernährung
ausreichender Schlaf
individuelle Ruhe- und Erholungspausen

Was tun bei rascher Ermüdbarkeit?

Die rasche Ermüdung kann zu Konflikten am Arbeitsplatz und/oder in der Familie führen, besonders dann, wenn Sie nicht über dieses Symptom offen mit Ihren Angehörigen sprechen, und diese Sie als »lethargisch«, »lahm« oder gar »faul« bezeichnen. Anzumerken ist jedoch, dass es viele Patienten gibt, die überhaupt keine rasche Ermüdung zeigen und sich genauso leistungsfähig fühlen wie vor ihrer Erkrankung.

Wie können Sie mit der Ermüdung umgehen? Einerseits ist es sinnvoll, sich körperlich so fit wie möglich zu halten (Krankengymnastik, Schwimmen, Yoga, autogenes Training), ferner sich ausreichende Ruhepausen zu gönnen, wenn möglich einen Mittagsschlaf zu halten und überhaupt für genügenden Schlaf zu sorgen.

Worauf Sie bei Hitzeunverträglichkeit achten sollten

Einige Patienten klagen über Hitzeunverträglichkeit. Lange Sonnenbäder, Saunabesuche, Urlaubsreisen in südliche Länder und heiße Wannenbäder sollten dann vermieden werden. Andererseits haben uns Patienten berichtet, dass das Essen von großen Eisportionen ihre Beschwerden bessert. Auch Fieber kann bei diesen Patienten eine Symptomverschlechterung hervorrufen, sodass eine rasche Fiebersenkung sinnvoll ist.

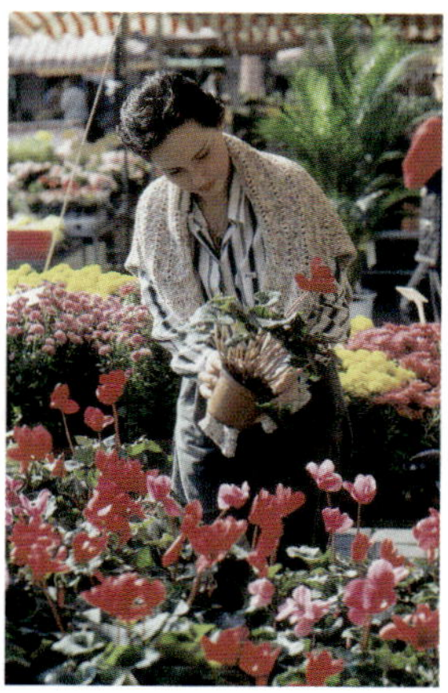

Leben Sie in der Gegenwart

Neben diesen praktischen Tipps der regelmäßigen Lebensführung mit ausgeglichener Ernährung, ausreichendem Schlaf und Einhalten von Ruhe- und Erholungspausen, ist Judy Grahams Rat wichtig: »Tun Sie etwas, was Ihnen das Gefühl der eigenen Leistung vermittelt (kreatives Hobby). Leben Sie in der Gegenwart, und machen Sie aus allem das Beste, wie es gerade kommt. Trauern Sie nicht der Vergangenheit nach, und sorgen Sie sich nicht um die Zukunft.«

Sicherlich – wenn auch nicht leicht umzusetzen – empfehlenswert. Dennoch ist es nicht einfach, mit der Ungewissheit, die die MS mit sich bringt, zu leben. Das Leben ist für niemanden genau vorhersehbar, die MS macht es noch weniger kalkulierbar.

Außenseitermethoden

Es ist einfach unmöglich, sämtliche mehr oder weniger kurzlebigen Außenseitermethoden hier darzustellen. Es ist natürlich verständlich, dass Sie jede nur denkbare Möglichkeit zur Hilfe in Anspruch nehmen wollen. Viele Patienten berichten uns, dass sie gerade zu Beginn ihrer MS-Erkrankung von Arzt zu Arzt gegangen sind, oft in der Hoffnung, der jeweils neue könnte ihnen mehr helfen. Dabei bleiben dann oft wichtige Informationen über den Krankheitsverlauf auf der Strecke. Natürlich ist es sinnvoll, dann den Arzt zu wechseln, wenn Sie sich nicht bei ihm aufgehoben und von ihm verstanden fühlen. Ob sich dieses Verhalten durch den frühen Einsatz der immunmodulatorischen Behandlung ändert, bleibt abzuwarten.

Verschiedene Außenseitermethoden werden von Patienten in der Hoffnung auf Hilfe angewandt. Es fehlt ihnen aber der wissenschaftliche Wirksamkeitsnachweis.

Leider sind viele Ärzte von vornherein allen »Alternativmethoden« so ablehnend gegenüber eingestellt, dass die Patienten es nicht einmal wagen, den Arzt von ihren Erfahrungen mit den verschiedensten Behandlungsmethoden zu berichten.

Besprechen Sie geplante Außenseiterbehandlungen mit Ihrem Arzt

Sie sollten dennoch den Mut haben, bevor Sie kostspielige und nicht immer ganz ungefährliche Therapien beginnen, darüber mit Ihrem Arzt sprechen. Wenn dies Ihnen nicht möglich erscheint, sollten Sie sich an eine MS-Beratungsstelle wenden. Alle Alternativmethoden haben miteinander gemein, dass ihre Wirksamkeit nicht bewiesen ist und keine wissenschaftlich fundierten Daten vorliegen.

Einige Außenseitermethoden können gefährlich sein. Sprechen Sie vor der Behandlung mit Ihrem Arzt darüber und informieren Sie sich gründlich.

Diäten. Die so genannte Evers-Diät beruht auf dem Prinzip, nur rohe Grundnahrungsmittel zu verwenden. Getreide wird selbst gekeimt, Milch und Eier werden roh verwendet, ebenso Gemüse und Obst. Mehrfach ungesättigte Fettsäuren sind neuerdings auch in dieser Diät enthalten.

ACHTUNG

Außenseitermethoden können gefährlich sein

Unseres Erachtens gefährlich ist die Gabe von Skorpiongiften, ebenso wie das Einpflanzen von Schweinehirn in die Bauchhaut, wie sie von einem ausländischen Chirurgen durchgeführt wurde (mehrere Todesfälle durch allergische Reaktionen sind beschrieben).

Kalziumspritzen sind unserer Meinung nach ebenso wenig sinnvoll wie Überdosen von Vitaminen oder Eiweiß.

Und wenn ein Autor in seiner Broschüre »Meine unglaubliche Therapie« schreibt: »Ich weiß heute, dass ich nicht nur die Multiple Sklerose, sondern alle anderen Stoffwechselerkrankungen, zum Beispiel Rheuma, Gicht, Diabetes, Hautkrankheiten, Migräne, Wirbelsäulen- und Gelenkleiden, Bronchialasthma, Angst, Depressionen, Schlafstörungen, Haarausfall, verschiedene Krebse und Nervenleiden, mit der von mir entwickelten Proteingabe bessern und heilen kann« (!) so sind wir eher betroffen darüber, wie schnell und leicht kranke Menschen auf wissenschaftlich nicht belegbare und noch dazu recht teure Behandlungsformen ausweichen, wenn diese so »marktschreierisch angepriesen« werden.

Gefährliche Alternativmethoden sind vor allem: Eigenbluttherapie, Frisch- und Trockenzellentherapie, Kalzium-EAP-Injektionen und -Tabletten, Schweinehirnzell-Transplantationen, Schlangen-, Spinnen- und Skorpiongift sowie Thymusextrakt-Behandlungen.

Bevor Sie eine Außenseitermethode ausprobieren, sollten Sie gemeinsam mit Ihrem Arzt den eventuellen Nutzen und die möglichen Risiken abwägen.

Nachtkerzenöl. Ob eine medikamentöse Gabe von Naudicelle oder Efamol (Kapseln, die Nachtkerzenöl enthalten) wirklich von Nutzen ist, ist weiterhin umstritten. Leider fehlen immer noch wissenschaftliche Studien.

Ultraschallbehandlung. Eine Ultraschallbehandlung nach Dr. Selzer will die Halslymphdrüsen und damit den Lymphabfluss vom Gehirn positiv beeinflussen.

Es bleibt natürlich jedem Patienten überlassen, ob und für welche Therapie er sich entscheidet. Wichtig erscheint uns die Bitte an alle Patienten, möglichst offen über ihre Wünsche, Hoffnungen und auch Enttäuschungen zu sprechen. Sollte Ihr Arzt nicht über eine von Ihnen in Aussicht genommene Behandlungsform Bescheid wissen, so kann er sich in der Loseblattsammlung »Therapien bei Multipler Sklerose« (zu beziehen über die MS-Gesellschaft) informieren.

ZUSAMMENFASSUNG

Nutzen Sie sinnvolle Therapieangebote

Bei der Ergotherapie (Arbeits- und Beschäftigungstherapie) werden einerseits unterschiedliche Übungen zur Verbesserung der Feinmotorik und Koordination durchgeführt, andererseits sind Selbsthilfetraining und Unterstützung beim Einsatz von Hilfsmitteln wichtig.

Durch den unvorhersehbaren Verlauf der MS-Erkrankung kann es leicht zu Verunsicherungen, Identitätsproblemen und Ängsten (vor neuen Schüben, vor der Zukunft) kommen. Nach der Diagnosestellung kommt zunächst eine Phase der Verarbeitung und des Lernens, mit der Erkrankung umzugehen (Coping). Hierbei kann eine Psychotherapie (evtl. in einer Gruppe) wichtige Hilfe leisten. Ergänzend können Entspannungstherapien zum Einsatz kommen.

Zu den allgemeinen Maßnahmen gehören Vermeidung von vorhersehbarem Stress, eine regelmäßige Lebensführung sowie individuelle Ruhe- und Erholungspausen.

Es ist verständlich, dass in der Hoffnung auf Erfolg vorschnell zu Außenseitermethoden gegriffen wird. Wünschenswert wäre immer ein offenes Gespräch mit Ihrem Arzt über diese Außenseiterbehandlung, um Nutzen und Risiken sowie Aufwand kritisch gegeneinander abzuwägen.

Den Alltag bewältigen

Im Folgenden erhalten Sie MS-spezifische Informationen zu den Themen Familie, Sexualität, Schwangerschaft, auslösende Faktoren, Beruf und Reisen, die Ihnen im Alltagsleben helfen können.

Familie und MS

Nicht nur der Betroffene muss lernen, mit seiner MS-Erkrankung zu leben, sondern sein Partner und die Familie auch.

Die Tatsache, dass ein Familienmitglied an MS erkrankt, hat zwangsläufig Auswirkungen auf die gesamte Familie. Sicherlich wird es von den Beeinträchtigungen, die durch die Erkrankung auftreten, abhängen, in welchem Maße die Familie Veränderungen erfährt. Dennoch wird in jedem Fall die Unsicherheit, die durch die Erkrankung entsteht, die gesamte Familie betreffen.

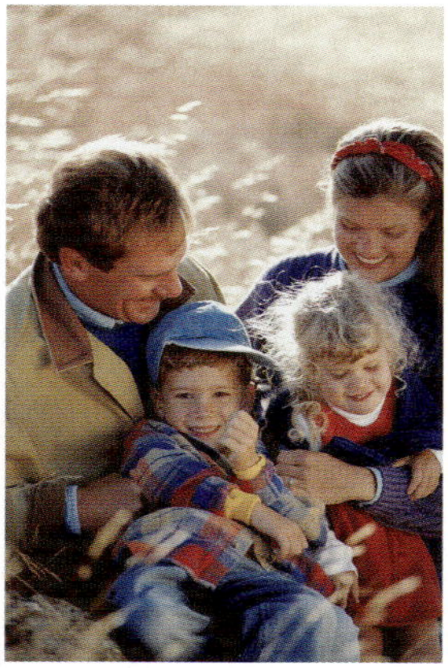

Die Ungewissheit über den Verlauf der Erkrankung steht für den Patienten neben der Unsicherheit, ob die Familie ihm beistehen und helfen wird, mit der Erkrankung fertig zu werden. Die Angst des MS-Betroffenen, von seinen Familienangehörigen in Abhängigkeit zu geraten und auf deren Hilfe angewiesen zu sein, wird vielleicht dazu führen, Krankheitssymptome zu überspielen und die eigenen Kräfte zu überschätzen. Das führt dann zwangsläufig zu Misserfolgen und Mutlosigkeit und vermittelt den Angehörigen das Gefühl, dass ihre Hilfsangebote abgewiesen werden. Dies führt möglicherweise zum Rückzug und zu mangelnder Bereitschaft, dem erkrankten Familienmitglied zu helfen. Ein Teufelskreis beginnt.

Andererseits besteht die Gefahr, dass die Familienangehörigen dem MS-Patienten zu viel abnehmen, obwohl dieser gar nicht der Hilfe bedarf und sich somit in eine unnötig große

Abhängigkeit begibt. Es ist deshalb äußerst wichtig, dass der Erkrankte und die Familienmitglieder sich über Art und Ausmaß der Hilfe offen aussprechen. Dabei muss geklärt werden, in welchem Maße Angehörige helfen können und wie viel Hilfestellung der Patient benötigt und annehmen kann.

ACHTUNG

Vorsicht vor Überforderung der Familie

Zu berücksichtigen ist, dass neben den Familienangehörigen andere Menschen zur Hilfe geholt werden können, um eine Überforderung der Familie zu vermeiden. Wichtig ist, dass sowohl der Erkrankte als auch alle anderen Familienmitglieder ihr eigenes Leben, einschließlich Freizeit und Hobby, gestalten können.

Familienaktivitäten und Ruhepausen planen

Wir hatten bereits gesagt, dass ein ausgewogenes Maß an Ruhepausen und Leistung wichtig ist, dass für ausreichenden Schlaf gesorgt und Übermüdung vermieden werden sollte. Das kann zum Beispiel für die Familie heißen, gemeinsame Aktivitäten in die Morgenstunden zu verlegen, lange Abende zu vermeiden, bei Unternehmungen kleinere Ruhepausen einzuplanen, die gemeinsamen Arbeiten so einzuteilen, dass der MS-Patient nicht überfordert wird.

Familienberatung oder Familientherapie

Wenn Sie gemeinsam mit Ihrer Familie professionelle Hilfe benötigen, können Sie Familienberatungsstellen oder Familientherapien (die ganze Familie sucht gemeinsam einen Therapeuten auf) in Anspruch nehmen. Familientherapien werden zum Teil in Erziehungsberatungsstellen, aber auch bei niedergelassenen Nervenärzten durchgeführt, weitere Adressen von Familientherapeuten sind über die psychiatrischen Universitätsambulanzen zu erfahren. Unter Umständen kann auch Einzelberatung oder Einzeltherapie für Ihren Partner infrage kommen.

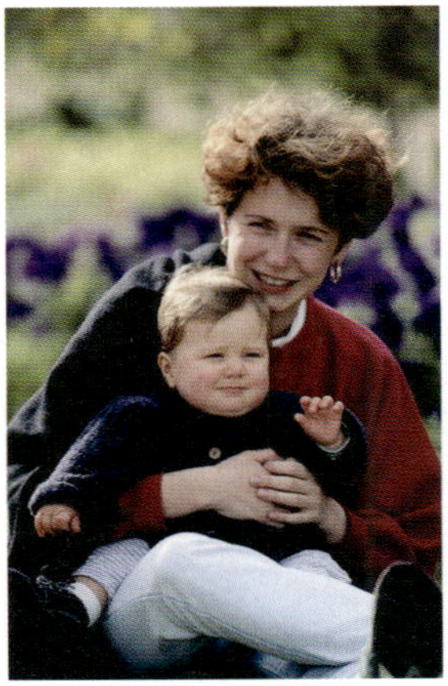

Angehörigengruppen

Auch Gruppen für Familienangehörige werden angeboten. Oftmals ist es sehr wichtig, Angehörige zu entlasten, oft haben sie ein hohes Schuldgefühl und erlauben sich nicht, mal allein etwas zu unternehmen (z. B. allein in den Urlaub zu fahren oder ihren Hobbys nachzugehen).

Flexibilität ist gefordert

Wichtig für die Familie und den MS-Patienten ist auch zu lernen, dass der MS-Betroffene während seiner Erkrankung verschiedene Rollen innehat. So kann der MS-Patient von »äußerlich völlig gesund und nicht beeinträchtigt« bis zu »akut erkrankt« oder gar »chronisch erkrankt« mit mehr oder weniger schwerwiegenden Einbußen ganz unterschiedliche und im Verlauf wechselnde Rollen einnehmen.

Umgang mit Kindern

Klären Sie Ihre Kinder altersgerecht über Ihre Erkrankung auf.

Das bisher Gesagte setzt voraus, dass Gespräche über die Erkrankung stattfinden können. Nun, wenn sehr kleine Kinder in der Familie sind, wird dies nicht immer möglich sein. Kinder jedoch spüren, dass irgendetwas nicht mehr in Ordnung ist, schämen sich unter Umständen dafür und begreifen nicht, dass der Vater oder die Mutter nicht mehr mit ihnen in dem Maß spielen können, wie sie es bisher gewohnt waren. Sie sehen, dass der Vater/die Mutter zum Beispiel nicht mehr richtig gehen kann. Kinder bekommen dann sehr schnell Angst, sie fürchten unter Umständen, dass der Vater/die Mutter sterben wird, dass sie allein gelassen werden, ja, gelegentlich fühlen sich die Kinder für die Erkrankung sogar verantwortlich und schuldig. Daher ist es notwendig, die Kinder über die Erkrankung aufzuklären, die Ausführlichkeit der Aufklärung ist vom Alter und von der Reife des Kindes abhängig.

Sicherlich besteht die Gefahr, dass eine Erkrankung wie die MS zu Schwierigkeiten in der Familie führen kann, die die Familie zerbrechen lassen. Andererseits wird eine Familie, die bisher liebevoll und vertraut miteinander umgegangen ist, auch die Chance, das Schicksal der MS-Erkrankung gemeinsam zu tragen, nützen können und noch fester und intensiver zusammenwachsen.

Sexualität und MS

Sexualität und sexuelle Probleme sind bei MS-Patienten ebenso wichtig wie bei Gesunden, und deren Bearbeitung setzt ein gutes Vertrauensverhältnis zum jeweiligen Gesprächspartner voraus – sei es nun der Ehe- oder Lebenspartner, Arzt, Psychologe oder Sozialarbeiter. Viele Menschen – gesunde wie kranke – schämen sich, über ihre sexuellen Probleme zu sprechen. Sie ziehen sich zurück und grübeln vermehrt – ein Teufelskreis beginnt.

Ursachen für sexuelle Störungen

Bei MS-Kranken ist an mehrere mögliche Ursachen für sexuelle Probleme zu denken. Einerseits kann die seelische Belastung, an MS zu leiden, den Patienten so beeinflussen, dass er Spaß und Freude an der Sexualität verliert und überhaupt keine Lust mehr verspürt, mit seinem Partner zärtlich und liebevoll zu sein, andererseits kann unter Umständen durch die Krankheit selbst oder die körperliche Beeinträchtigung, die die MS mit sich bringen kann, die sexuelle Betätigung behindert sein. Oft sind beide Faktoren in mehr oder weniger großem Ausmaß von Bedeutung.

Unterschiedliche Ursachen können für sexuelle Störungen verantwortlich sein. Die körperlichen und seelischen Ursachen sind meist verzahnt.

Einige Patienten fürchten sich vor der Sexualität, da sie glauben, dass die sexuelle Betätigung eine zu große körperliche Belastung für sie darstelle und die MS sich verschlimmern oder ein neuer Schub ausgelöst werde. Diese Sorge ist sicherlich nicht notwendig. Wichtig erscheint uns, die sexuellen Probleme im Zusammenhang mit der Gesamtsituation des Patienten und seines Partners, eventuell auch der Familie, zu sehen.

Eine Reihe von Fragen stellt sich, wenn es um sexuelle Probleme geht. Hat sich durch die Erkrankung mein sexuelles Empfinden geändert? Hat mein Partner das Interesse an mir verloren? Auf welche Art sexueller Betätigung können wir ausweichen, wenn ein Geschlechtsverkehr wegen fehlender Erektion (Versteifung des Gliedes) oder Schmerzhaftigkeit oder

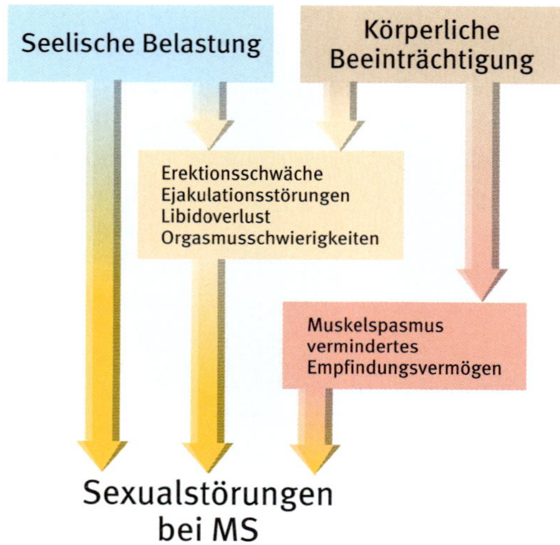

Falls bei Ihnen im Laufe der MS-Erkrankung Sexualstörungen auftreten sollten, können unterschiedliche Ursachen hierfür verantwortlich sein. Wichtig ist, dass Sie sowohl mit Ihrem Arzt als auch mit Ihrem Partner möglichst offen darüber sprechen. ▶

vermehrter Muskelanspannung in der Oberschenkelmuskulatur (Adduktorenspasmus) nicht mehr möglich ist? Welche Auswirkungen haben die Medikamente auf die Sexualität? Welche Empfängnisverhütung ist ratsam?

Wir wollen im Folgenden einzelne Punkte beispielhaft besprechen. Bei Ihnen können jedoch ganz andere Probleme im Vordergrund stehen, sodass eine individuelle Beratung erforderlich ist.

Erektionsschwäche

Bei männlichen Patienten kann es zu Erektionsschwäche oder Erektionsverlust kommen, sei es im Rahmen eines Krankheitsschubes oder bei allgemeiner körperlicher Schwäche oder seelisch bedingt. Mit dem Patienten und seiner Partnerin können verschiedene Stimulationen (Anregungen) besprochen werden (Berührungsreize, erogene Zonen). Ob die fehlende Erektion eher organischer oder mehr psychischer Natur ist, muss individuell untersucht werden. Wichtig ist zu wissen, dass die MS durch Befall des Nervensystems auch die körperlichen sexuellen Reaktionen beeinflussen kann. Bei Potenzstörungen kann Viagra eingesetzt werden.

Ejakulationsstörungen

Eine andere mögliche Störung betrifft die Ejakulation (Samenerguss), diese kann verzögert sein oder fehlen. In seltenen Fällen kann es zur rückläufigen (retrograden) Ejakulation kommen, das heißt, dass der Samen nicht nach draußen getrieben wird, sondern in die Blase zurückläuft. Bei der Ejakulationsstörungen sind ebenfalls organisch neurologische als auch psychische Ursachen oder beides gleichzeitig denkbar.

Orgasmusstörungen

Der Verlust, einen Orgasmus (Höhepunkt) zu erleben, kann zu Selbstzweifeln und Verlust an Selbstvertrauen führen. Wenn jedoch in einer Beziehung gegenseitige Zuneigung und liebevolles Vertrauen besteht, kann durch andere Sexualpraktiken (zum Beispiel oraler Verkehr = mit dem Mund, gegenseitige manuelle Befriedigung = mit der Hand), sexuelle Befriedigung erreicht werden.

Schmerzhafter Geschlechtsverkehr

Durch eine erhöhte Muskelanspannung (Muskelspasmus) in der Oberschenkelmuskulatur kann ein Geschlechtsverkehr nur schmerzhaft oder gar nicht mehr möglich sein. Der Muskelspasmus kann durch Medikamente beeinflusst werden. Dabei ist darauf zu achten, dass der Zeitpunkt der Medikamenteneinnahmen so gelegt wird, dass die höchstmögliche Wirkung der Medikamente erzielt wird, wenn man sexuell aktiv sein will.

Nutzen Sie Hilfe – sei es psychotherapeutisch, sei es medikamentös –, wenn Sie unter sexuellen Störungen leiden. Sprechen Sie möglichst offen mit Ihrem Partner, Arzt, Therapeuten darüber, auch wenn dieses Thema schambesetzt ist.

Bei Frauen kann vermindertes Empfindungsvermögen im Geschlechtsbereich eine verminderte Befeuchtung der Scheide zur Folge haben. Dann können wasserlösliche Befeuchtungsmittel (zum Beispiel Femilind) benutzt werden.

Sexualität und Blasen- und/oder Mastdarmstörungen

Bei Patienten mit Inkontinenz (unwillkürlicher Abgang des Urins oder des Stuhls) der Blase und/oder des Darmes kann es zu sexuellen Störungen kommen, weil sie befürchten, dass sie unkontrollierten Urin- oder Stuhlabgang während des Geschlechtsverkehrs haben. Einschränkung der Flüssigkeitsaufnahme und Entleerung der Blase unmittelbar vor dem Geschlechtsverkehr können eine Hilfe sein. Patienten, die einen Katheter benutzen müssen, können diesen vor dem Geschlechtsverkehr herausziehen.

Die vorzeitige Ermüdung bei einigen MS-Patienten kann dazu führen, dass keine weitere »Energie« am Ende des Tages mehr zur Verfügung steht. Dann ist eine entsprechende Zeitplanung und Einhaltung von Ruhepausen notwendig.

Verhütungsmittel

Das Problem der Verhütungsmittel ist für MS-Patienten kein anderes als für alle anderen Menschen auch. Alle üblichen Verhütungsmittel einschließlich der Pille sind grundsätzlich auch für MS-Patienten geeignet. Bei der Pille gelten – wie bei gesunden Frauen auch – die gleichen Risiken und Nebenwirkungen (Gefahr von Blutgerinnsel, Herz- und Hirninfarkt, Durchblutungsstörungen im Gehirn und so weiter), besonders aber bei Raucherinnen. Wie bei Frauen ohne MS sollte wegen des erhöhten Risikos von Komplikationen, insbesondere wenn hoher Blutdruck besteht, und bei Raucherinnen jenseits des 45. Lebensjahres keine Pilleneinnahme erfolgen.

Die Spirale – sofern sie vertragen wird – ist ebenfalls eine gute Möglichkeit zur Verhütung. Pessare in Verbindung mit Spermien abtötenden Gels, Sprays oder Vaginalzäpfchen oder Kondome können eine andere Alternative sein.

Wechselwirkungen zwischen Pille und Medikamenten

Zu beachten ist, dass bei Einnahme von bestimmten Medikamenten, wie beispielsweise Carbamazepin, die Wirkung der Pille herabgesetzt sein kann. Besonders Patientinnen, die eine immunmodulatorische Therapie erhalten, müssen auf eine sichere Verhütung achten. Die Frauen, die unter Interferon-beta schwanger geworden sind, hatten keine erhöhte Missbildungsrate ihrer Kinder, sodass die Schwangerschaft unter Interferon-beta-Therapie kein Grund für einen Schwangerschaftsabbruch ist.

Abschließend soll betont werden, dass hier nur wenige Probleme angesprochen wurden, die zu sexuellen Störungen führen können. Im Einzelfall gilt, dass der/die Betroffene offen über die Probleme zu sprechen lernt und Lösungen gemeinsam mit dem Partner sucht, unter Umständen mit Unterstützung fachkundiger Hilfe, zum Beispiel Aufsuchen einer MS-Beratungsstelle.

Schwangerschaft und MS

Grundsätzlich beeinflusst eine Schwangerschaft den Verlauf der MS-Erkrankung in den meisten Fällen nicht. Im Gegenteil, viele Patientinnen fühlen sich in der Zeit der Schwangerschaft besonders wohl und leistungsfähig. Der Grund hierfür könnte die veränderte Immunlage in der Schwangerschaft sein. Im mütterlichen Organismus werden immunsupressive und wachstumsfördernde Substanzen gebildet.

Ein Kinderwunsch ist immer individuell abzuwägen und letztlich eine Entscheidung des Paares. Abzuwägen sind bisheriger Krankheitsverlauf und mögliche Entlastung nach der Entbindung.

Entscheidung für eine Schwangerschaft

Die grundsätzliche Entscheidung zur Schwangerschaft bedarf sicherlich der kritischen Überprüfung der eigenen Wünsche und Fähigkeiten und der Auseinandersetzung mit den Wünschen des Partners. Dessen mögliche Unterstützung bei der Kinderbetreuung sind zu durchdenken, insbesondere in Zeiten akuter Krankheitsschübe, ebenso wie die soziale und finanzielle Situation und eine mögliche Verschlechterung der MS nach der Entbindung.

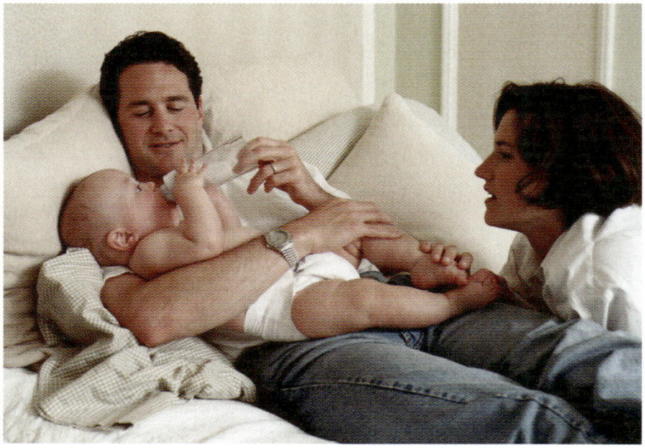

Hilfen nach der Entbindung planen

Besonders in der Zeit unmittelbar nach der Entbindung kann – sei es einerseits durch die hormonelle Umstellung oder andererseits durch die körperliche und psychische Belastung, die ein Säugling mit sich bringt (zum Beispiel nächtliches Füttern) – sich die MS verschlechtern. In einer Studie wurden Patientinnen gleich nach der Entbindung Immunglobuline i. v. gegeben. Diese Frauen hatten keinen Schub. Unter Immunglobulin-Therapie ist Stillen möglich. In dieser Zeit ist es wichtig, sich anderweitig Entlastung zu verschaffen, zum Beispiel durch Hilfe im Haushalt (Großeltern, Urlaub des Partners).

Langfristig beeinflusst eine Schwangerschaft den MS-Verlauf wahrscheinlich nicht. Während der Schwangerschaft sind Schübe seltener, im Wochenbett kann es jedoch aus verschiedenen Gründen zur Verschlechterung kommen.

Ferner sollte eine stationäre Entbindung an einem Ort erfolgen, wo auch Möglichkeiten zur neurologischen Kontrolluntersuchung bestehen. Insgesamt jedoch – so haben Untersuchungen gezeigt – haben Schwangerschaften und Entbindungen keinen ungünstigen Einfluss auf den Gesamtverlauf der MS. Nach neuesten Studien soll eine Schwangerschaft nach Ausbruch der MS den Verlauf sogar günstig beeinflussen.

Das Stillen des Kindes ist – wenn nicht andere Gründe dagegen sprechen – erwünscht, sofern dieses nicht eine zu große Belastung für die Mutter darstellt.

Neurologische und gynäkologische Untersuchungen

Vor einer Schwangerschaft sollten MS-Patientinnen eine ausführliche frauenärztliche Untersuchung durchführen lassen

(Entzündungen? Verformungen des Beckens?). Ferner sollte eine neurologische Untersuchung erfolgen: Bestehen Hinweise auf einen akuten Schub? Bei Bestehen eines akuten Schubes sollte dann der Kinderwunsch noch zurückgestellt werden. Der akute Schub sollte ungefähr ein Jahr beendet sein, bevor es zu einer Schwangerschaft kommen sollte. Grundsätzlich ist die Frage, ob und wann eine Schwangerschaft bei MS-Patientinnen erfolgen kann oder soll, die Entscheidung der MS-Patientin und ihres Partners. Hier müssen Kinderwunsch, Behandlungswunsch und Lebensumstände des Paares berücksichtigt werden.

Ängste, eventuell ein behindertes Kind zur Welt zu bringen, sind nicht berechtigt. Es wurden Untersuchungen erstellt, die zeigen, dass bei MS-Patientinnen nicht mehr geschädigte Kinder geboren werden als bei gesunden Frauen. Sehr selten ist bei ausgeprägten Krankheitssymptomen und unzureichender familiärer Unterstützung von einer Schwangerschaft abzuraten.

Untersuchungen zeigen, dass MS das Risiko, ein behindertes Kind zur Welt zu bringen, nicht erhöht!

Wie für alle anderen schwangeren Frauen gilt für MS-Patienten auch, dass regelmäßige Schwangerschaftsvorsorgeuntersuchungen zu empfehlen sind, um rechtzeitig eventuelle Komplikationen zu erkennen und entsprechend eingreifen zu können.

Welche Faktoren können einen MS-Schub auslösen?

Narkosen und Operationen. Patienten und auch viele Ärzte sind sich oft unsicher, ob MS-Patienten eine Narkose bekommen dürfen. Grundsätzlich wirken sich Narkosen und Operationen nicht ungünstig auf den MS-Verlauf aus. Im Anschluss an Operationen kann es oft zu Fieber kommen, Letzteres kann zu vorübergehender Verschlechterung der MS-Beschwerden führen. Wir empfehlen deswegen vorbeugende fiebersenkende Medikamente.

AUS DEM LEBEN

Entscheidung für ein weiteres Kind

Eine 35-jährige Patientin, die bereits vor ihrer MS-Erkrankung zwei gesunde Kinder entbunden hatte, wurde nach dem sie drei Schübe hatte, die sich komplett zurückbildeten, ungeplant schwanger. Nach Untersuchungen beim Gynäkologen und Neurologen sowie gemeinsamen Diskussionen mit dem Ehepartner, wurde die Schwangerschaft ausgetragen und sie wurde von einem gesunden Kind termingerecht entbunden.

Im Wochenbett kam es zu einem akuten Schub mit Schwäche des rechten Armes und rechten Beines, so dass sie vorübergehend bei der Versorgung ihres Babys Unterstützung durch ihren Ehemann, ihre Eltern und Schwiegereltern benötigte. Der Schub wurde mit Kortisoninfusionen über 3 Tage behandelt, darunter hat sie die Muttermilch abgepumpt und verworfen und im Anschluss weiter gestillt, wobei das Baby nachts vom Mann die Flasche erhielt, so dass die Patientin entlastet war.

Die MS-Symptome bildeten sich innerhalb von 4 Wochen weitgehend zurück, so dass sie in der Versorgung ihres Säuglings nicht mehr eingeschränkt war. Die Patientin entschied sich nach der Stillperiode zu einer immunmodulatorischen Behandlung. Auf eine zuverlässige Verhütung wurde nun geachtet.

Obwohl die ursprünglich ungeplante Schwangerschaft zunächst belastend für die Patientin war und ein MS-Schub im Wochenbett auftrat, berichtete die Patientin uns später, dass sie ihre Entscheidung für das Kind nicht bereut hat.

Narkosen, bei denen der Nervenwasserraum eröffnet wird (= Spinalanästhesie), sind umstritten. Die Untersuchungen hierzu zeigen unterschiedliche Befunde.

Peridurale Anästhesien (Umspritzung der Nervenwurzeln ohne Eröffnen des Nervenwasserraumes), wie sie z. B. bei der Entbindung angewendet werden, sind unbedenklich. Auch Lokalanästhesien (örtliche Betäubung) sind bei MS-Patienten anwendbar.

Als auslösende Faktoren für einen Krankheitsschub können Entzündungen der oberen Luftwege genannt werden. Auch ein Unfall (Trauma) kann auslösend sein.

Entzündungen. Die Frage der Auslösbarkeit eines Krankheitsschubes haben wir schon im Ursachen-Kapitel kurz behandelt. In größeren Untersuchungen konnte gezeigt werden, dass den MS-Schüben häufig eine Entzündung der oberen Luftwege voranging. Auch örtliche Entzündungen (z. B. auch Verbrennungen) können einer MS vorausgehen, und oft stimmt der Ort der MS-Beschwerden mit dem der Entzündung überein.

Trauma (Unfall). Auch können unter Umständen bislang klinisch stumme MS-Herde (d.h. der Patient hatte bisher keine Beschwerden) durch ein Trauma (Unfall) sich manifestieren (klinisch zum Vorschein kommen) und entsprechende MS-Beschwerden machen oder eine bestehende MS verschlechtern. Ein enger zeitlicher Zusammenhang ist jedoch in jedem Fall zu fordern (ungefähr sechs Wochen bis drei Monate). In einer großen Studie konnte jedoch kein Anhalt für einen Zusammenhang zwischen MS-Entstehung bzw. Schubauslösung und Trauma beobachtet werden.

Stress. Viele Patienten erzählen, dass ihre MS-Erkrankung sich unter psychischen (seelischen) Stresssituationen verschlechtert, ohne dass bisher eindeutige wissenschaftliche Beweise vorliegen. Neuere Untersuchungen beschäftigen sich mit dem Einfluss von Stress auf die Abwehrlage des Körpers (Immunität). Es bleibt zu hoffen, dass durch weitere Forschungen diese Zusammenhänge besser erklärbar werden. Bisher konnte als Trend festgestellt werden, dass einem Schub häufig verschiedene Stressfaktoren (z.B. Tod eines nahen Angehörigen, Verlust der Arbeit, familiäre Konflikte, Eheprobleme, zusätzliche Erkrankungen) vorausgehen.

Die Auswirkung von Stress auf die Schubauslösung ist noch nicht endgültig geklärt, viele Patienten berichten, dass sich ihre MS-Symptome unter Stress verstärken. Im Wochenbett ist die Schubrate erhöht.

Das lässt den praktischen Schluss zu, dass voraussehbare Stresssituationen möglichst zu reduzieren sind. Im Gespräch sollten Sie mit Ihrem Arzt klären, welche Situationen für Sie individuell besonders stressig und belastend sind und welche Alternativen und Lösungswege es für Sie geben könnte. Diese Stressfaktoren und Stresssituationen können sich je nach Lebensumständen und Erkrankungsphase ändern, sodass flexible und stets neu zu überlegende Lösungswege gesucht werden müssen. Auch Entspannungstherapien können eine wichtige Hilfe sein.

Schwangerschaft. Auf die erhöhte Schubrate im Wochenbett wurde bereits auf Seite 120 hingewiesen.

Beruf und MS

Solange es irgend möglich ist, sollten Sie Ihre Berufstätigkeit beibehalten. Einsatz von Hilfsmitteln, vermehrte Pausen und eine innerbetriebliche Umsetzung können dies unterstützen.

Vorweg sollte gesagt werden, dass viele MS-Patienten über Jahrzehnte voll leistungsfähig in ihrem Beruf arbeiten und die im Folgenden dargestellten Probleme gar nicht haben. Dennoch wollen wir wieder einige Probleme beispielhaft erläutern. Auch hier gilt jedoch, wie bereits mehrfach betont, dass eine individuelle Beratung notwendig ist, wenn leistungseinschränkende Behinderungen durch die MS aufgetreten sind (zum Beispiel über die Sozialarbeiter einer MS-Beratungsstelle). Neben der Erhaltung des Arbeitsplatzes, unter Umständen auch durch Einsatz von Hilfsmitteln und Unterstützung durch andere, ist die soziale und finanzielle Sicherheit von großer Bedeutung.

In Zeiten zunehmender Arbeitslosigkeit ist die Sorge um den Arbeitsplatz besonders bei Erkrankung sehr groß und berechtigt.

Mögliche Hilfen bei Arbeitseinschränkungen

Sind die Anforderungen am gewohnten Arbeitsplatz durch krankheitsbedingte Beeinträchtigungen nicht mehr zu erfüllen, so sollte versucht werden, in Zusammenarbeit zwischen Betriebsärzten, Arbeitsmedizinern und behandelndem Arzt, Hilfsmittel zur Erleichterung der Arbeit zu finden. Eine andere Möglichkeit ist die innerbetriebliche Umsetzung an einen Arbeitsplatz, der dem MS-Patienten eine Entlastung bringt und ihm einen eigenen Arbeitsrhythmus und das Einhalten kleinerer Ruhepausen ermöglicht.

Innerbetriebliche Umsetzungen

Eine Fortsetzung der Berufstätigkeit gelingt eher durch innerbetriebliche Umsetzungen als durch Umschulungsverfahren. Tipps zum behindertengerechten Arbeitsplatz, insbesondere PC-Arbeitsplätze, sind zu erfahren über RETEACA, Reha- und Kommunikationstechnik, Rabenweg 7, 89567 Sontheim.

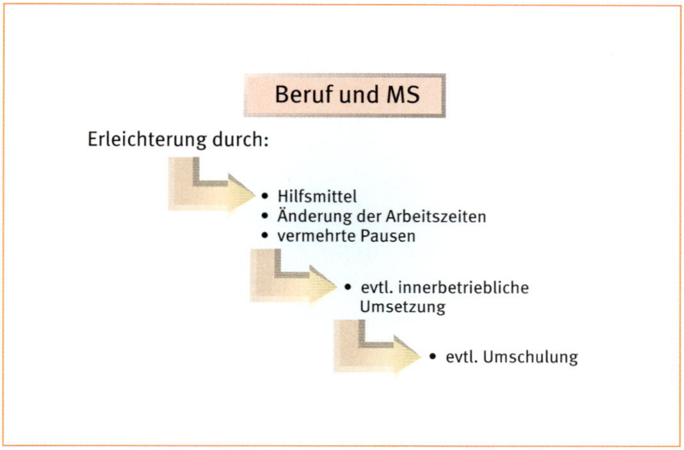

◀ Versuchen Sie auch bei Ihrer Arbeit Ihr Potenzial weiterhin voll auszuschöpfen. Lassen Sie sich nicht in eine »vorsorgliche Berentung« abschieben, sondern informieren Sie sich über die betrieblichen und sonstigen Hilfsmöglichkeiten, um beruflich aktiv bleiben zu können.

Umschulungsmaßnahmen

Ist die Aufnahme des alten Berufes durch die MS-Erkrankung gar nicht mehr möglich, so sollte rechtzeitig eine Berufsberatung und gegebenenfalls eine Umschulungsmaßnahme erfolgen. Die Einschätzung der Leistungsfähigkeit sollte in Zusammenarbeit mit Psychologen, Berufsberatern, Sozialarbeitern und dem behandelnden Arzt erfolgen, der auch über die mögliche Prognose (Entwicklung) in dem individuellen Fall informieren sollte.

Ihre Motivation ist entscheidend

Die Fortsetzung der Arbeitstätigkeit ist im entscheidenden Maße von Ihrer Motivation abhängig. Durch Übungsprogramme in Rehabilitationskliniken kann die Motivation positiv beeinflusst werden. Auch kann eine Verbesserung der Konzentrationsfähigkeit motivationsfördernd sein.

Ist eine Arbeit aufgrund der Behinderung oder wegen fehlender Möglichkeiten gar nicht mehr möglich, so kann innerhalb der Familie überlegt werden, ob beispielsweise der kranke Partner die Aufgabe des Haushaltes und gegebenenfalls die Kindererziehung übernimmt. Das heißt unter Umständen, dass beispielsweise ein MS-kranker Mann sich entschließt, »Hausmann« zu werden, die Frau unter Umständen in ihren alten Beruf zurückkehrt und/oder eine Umschulung machen müsste.

Berufswahl bei jungen Patienten

Bei jungen Patienten ist die Ausbildung entsprechend der Krankheitsbeeinträchtigung zu wählen.

Bei jungen MS-Patienten, die noch keine Ausbildung abgeschlossen haben, ist eine gründliche Beratung über mögliche Folgen der Erkrankung und damit Einschränkungen der Arbeitsfähigkeit ganz besonders wichtig, um noch rechtzeitig mögliche Alternativen zu suchen.

Wie komme ich zur Arbeit?

Andere Probleme ergeben sich – besonders in ländlichen Gebieten –, wenn Sie nicht mehr in der Lage sind, Ihren Arbeitsplatz zu erreichen; sei es, dass Sie nicht mit einem eigenen PKW fahren können, sei es, dass keine öffentlichen Verkehrsmittel zur Verfügung stehen oder Sie diese nicht benutzen können. In vielen Städten gibt es Transportdienste für Behinderte, die Kosten können nach dem Schwerbehindertengesetz vom Versorgungsamt übernommen werden. Anträge hierfür sind beim Sozialamt zu stellen. Auch hier sind individuelle Beratungen notwendig.

Ist eine Berentung sinnvoll?

Eine »vorsorgliche« Berentung ohne Berücksichtigung der tatsächlichen Behinderungen erscheint uns nicht sinnvoll. Allein die Diagnose MS rechtfertigt eine Berentung nicht, zumal ein vorzeitiges Ausscheiden aus dem Berufsleben zur Vereinsamung und zur Beeinträchtigung des Selbstwertgefühls führen kann. Leider verfügen Arbeitsämter, Vertrauensärzte und Rentenstellen oft nicht über ausreichende Sachinformationen bezüglich der MS, sodass oft die Gefahr besteht, dass unnötig früh eine Berentung vorgenommen wird.

40% der Patienten werden innerhalb der ersten zehn Jahre der MS-Erkrankung berentet. Dies macht einen großen Anteil der so genannten indirekten Krankheitskosten aus. Darunter sind die Kosten zu verstehen, die durch den Ausfall der Produktivität und die Berentung entstehen.

43 % aller Kosten, die die MS-Erkrankung mit sich bringt, entfallen auf diesen Bereich. Dazu im Vergleich:
- 7 % entfallen auf die medikamentöse Behandlung,
- 10 % auf die stationären Krankenhausbehandlungen,
- 7 % auf die ambulante ärztliche Versorgung.

Auch an dieser Stelle sei erneut auf die Wichtigkeit einer frühzeitigen Behandlung hingewiesen, um einer Behinderung und somit Berentung vorzubeugen. Das durchschnittliche Alter bei der Frühberentung lag für männliche Patienten bei 44,2 Jahren und für weibliche Patienten bei 41,1 Jahren. Neben den körperlichen Behinderungen sind vor allem die vorzeitige Ermüdbarkeit, kognitive Leistungseinbußen und Blasenstörungen für die Berentung von Bedeutung.

Erwerbsminderung

Die gesetzliche Regelung der Renten wegen Erwerbsminderung, die ab dem 1. Januar 2001 gilt, unterscheidet nicht mehr zwischen Berufs- und Erwerbsunfähigkeit, sondern gewährt eine Rente wegen teilweiser bzw. voller Erwerbsminderung.

Lassen Sie sich zu finanziellen krankheitsbedingten Einbußen, der Beantragung eines Schwerbehindertenausweises, dem Führen eines PKW, dem Aufenthalt in Spezialkliniken usw. beraten.

Es wird eine zeitliche Abstufung des quantitativen Leistungsvermögens vorgenommen, so wird unterschieden zwischen
- 6 Stunden und mehr,
- 3–6 Stunden und
- unter 3 Stunden.

Bei einem Leistungsvermögen von mehr als 6 Stunden ist die Voraussetzung für die Anerkennung einer Erwerbsminderung nicht erfüllt. Die Rente wegen voller oder teilweiser Erwerbsminderung ist zeitlich befristet. Nur in Ausnahmefällen kann die Gewährung – bei klarer medizinischer Begründung – auf Dauer vorgenommen werden.

Muss dem Arbeitgeber die Diagnose mitgeteilt werden?

MS ist kein Kündigungsgrund. Grundsätzlich muss ein MS-Betroffener keine Auskunft über das Bestehen der Krankheit geben, es sei denn, es wird bei Einstellung nach Krankheiten gefragt. Ausnahme: Der Arbeitnehmer gefährdet sich aufgrund der Erkrankung durch die zu erwartende Tätigkeit (z. B. Dachdeckerberuf). Gegenüber Lebensversicherungen oder privaten Krankenversicherungen muss die Erkrankung immer angegeben werden.

In vielen Fällen führt die MS-Erkrankung zu erheblichen finanziellen Belastungen für die Familie. Welche Möglichkeiten zur Unterstützung bestehen, hängt vom monatlichen Einkommen und Vermögen der Familie ab.

Für und Wider eines Schwerbehindertenausweises

Bei entsprechender Behinderung ist ein »Schwerbehindertenausweis« meist ratsam.

Bis auf wenige Ausnahmen empfiehlt sich bei entsprechender Behinderung, einen »Schwerbehindertenausweis« zu beantragen, um Nachteilsausgleiche wie z. B. Steuerfreibetrag, Kündigungsschutz am Arbeitsplatz, Zusatzurlaub usw. wahrnehmen zu können. Auch bei diesen Problemen kann eine fachgerechte soziale Beratung Ihnen weiterhelfen und die für Sie beste Möglichkeit aufzeigen. Bei vorhandener Gehbehinderung oder bei dem Symptom der vorzeitigen Ermüdbarkeit sollte zum Schwerbehindertenausweis eine außerordentliche Parkgenehmigung (»aG«) beantragt werden. Falls dieses nicht möglich ist, sollten Sie bei der Kommunalbehörde eine Parksondererlaubnis beantragen. Diese ist unter Umständen mithilfe eines fachärztlichen Attestes zu beantragen. Häufig werden diese Genehmigungen nur befristet für 6 Monate erteilt, sie können aber verlängert werden.

Autofahren und Fahrtauglichkeit

Grundsätzlich spricht nichts gegen das Führen eines Autos, eventuell sind Umrüstungen am Fahrzeug entsprechend der Behinderung notwendig. Der ADAC bietet auch ein spezifisches Fahrtraining für Behinderte an. Der TÜV führt auf Wunsch Untersuchungen der Fahrtauglichkeit durch (nähere Informationen dazu über www.contrst-cro.de).

Behandlung in Spezialkliniken

Vielfach stellt sich die Frage, ob sich durch regelmäßige Kuraufenthalte die Arbeitsfähigkeit erhalten oder bei schon berenteten Patienten der Gesundheitszustand verbessern lässt. Sinnvoller als Kuren sind meist Aufenthalte in Spezialkliniken, in denen die Behandlungsverfahren, vor allem die Krankengymnastik, auf MS-Patienten zugeschnitten sind. Sie müssen sich aber vor Planung einer solchen Maßnahme kritisch fragen, ob Sie den Anblick von Patienten, die unter Umständen schwerer krank sind als Sie, verkraften können. Falls Sie glauben, dass Sie dazu im Moment (noch) nicht fähig sind, ist eine normale Kurmaßnahme für Sie wahrscheinlich sinnvoller. Erkundigen Sie sich genau, welche Behandlungen in den einzelnen Kliniken zur Verfügung stehen und wählen Sie zusammen mit Ihrem Arzt die Klinik aus, die für Ihre Bedürfnisse am geeignetsten erscheint. Bei der Anfrage kann nach Krankengymnastik, Wassertherapie, Hippotherapie und Entspannungsübungen gefragt werden.

Reisen und MS

Grundsätzlich gilt, dass Reisen für MS-Patienten unabhängig vom Grad ihrer Beeinträchtigung wie auch für Gesunde Anregungen und Abwechslungen im Alltagstrott schaffen. Bei entsprechender Planung (Reiseziel, Verkehrsmittel, eventuelle Begleitung, unter Umständen behindertengerechte Hotels und Pensionen) führen sie zur körperlichen und seelischen Erholung. Es wird in erster Linie von Ihrer persönlichen Behinderung abhängen, welche Überlegungen Sie vor einer Reise treffen müssen.

Verzichten Sie nicht auf Reisen. Wenn eine Hitzeunverträglichkeit besteht, sollten Reisen in heiße Länder und ein rascher Klimazonenwechsel vermieden werden.

Einige MS-Patienten erfahren eine Beeinträchtigung durch

- heißes Klima,
- lange Sonnenbäder,
- raschen Klimawechsel.

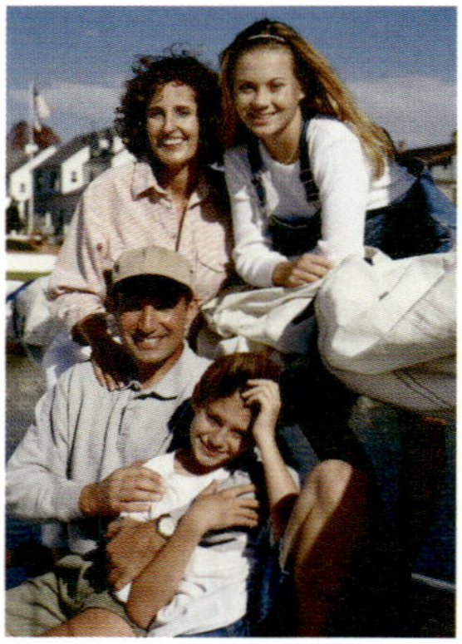

MS Patienten berichten darüber, dass sich ihre Beschwerden bei Aufenthalten im heißen Klima oder nach längeren Sonnenbädern verschlechtern. Sollte dies bei Ihnen auch der Fall sein, so sollten Sie Ihre Reisezeit und Ihr Reiseziel entsprechend wählen. Es sind auch Beeinträchtigungen durch einen zu raschen Klimawechsel möglich, es kann dann zur erhöhten Infektions-(Entzündungs-)Gefahr kommen. Deswegen sollten Sie eine zu schnelle Durchquerung von Klimazonen vermeiden.

Aber auch hier sind allgemein gültige Aussagen nicht möglich, Sie müssen Ihre Erfahrungen mit Ihrem Körper und Ihrer Erkrankung selbst machen und dann entsprechende Vorsorgemaßnahmen treffen.

Wenn Sie durch die Erkrankung gar nicht oder wenig beeinträchtigt sind, gelten für Sie keine anderen Urlaubsvorbereitungen als für Gesunde auch.

Was ist bei Behinderungen auf Reisen zu beachten?

Bei körperlichen Beeinträchtigungen sollten vor Reiseantritt Hilfen geplant und beim Packen an Hilfsmittel gedacht werden. Natürlich müssen Sie alle Medikamente in ausreichender Menge mitnehmen.

Genauere Überlegungen sind dann anzustellen, wenn Sie körperliche Behinderungen durch die MS haben, insbesondere wenn Sie auf den Rollstuhl angewiesen sind. Dann sollten Sie sich Informationen über behindertengerechte Unterkünfte einholen, zum Beispiel

- stufenlose Zugänge zum Hotel, zur Pension, zum Ferienappartement,
- Türbreiten zu den einzelnen Räumen,
- Ausstattung des Bades und WC,
- Fahrstühle,
- Zufahrten zu Hallenbädern, Gärten, Terrassen,
- Möglichkeiten zur Krankengymnastik,
- Diäten,
- eventuell ärztliche Überwachung.

Am Ende dieses Abschnittes geben wir Ihnen einige Buchtipps und Adressen, über die Sie Informationen einholen können. Es gibt auch einige Reiseveranstalter, die speziell für Behinderte Reisen anbieten. Außerdem bieten die MS-Gesellschaft und Selbsthilfegruppen Gruppenreisen für MS-Patienten und deren Angehörige an.

Hilfen bei Reisen

Um sich vor anstrengenden Fahrten zu schützen, sollten ausreichend kleine Pausen eingeplant und frühzeitig Reservierungen vorgenommen werden. Natürlich ist es eine große Hilfe, wenn Sie auf Ihrer Reise begleitet werden können. Dennoch sollten Sie – falls Sie keine Möglichkeit zur Begleitung haben – nicht auf Reisen verzichten. Es gibt entsprechende Hilfen bei der Bundesbahn, Busunternehmen und Fluggesellschaften. Sie sollten sich jedoch in jedem Fall darüber informieren, bevor Sie die Reise antreten.

Auch Sporturlaube (Segeln, Reiten, Wintersport) werden für Behinderte angeboten.

Was Sie unbedingt mitnehmen sollten

Es versteht sich von selbst, dass Sie Ihre persönlichen Hilfsmittel und Medikamente in ausreichendem Maße für Ihren Urlaub mitnehmen und vor der Reise zum Beispiel den Rollstuhl überprüfen lassen (Bremsen, Reifen). Patienten, die sich regelmäßig spritzen, sollten sich vom behandelnden Arzt eine entsprechende Bescheinigung ausstellen lassen, um bei Kontrollen nicht als Drogenkranke verdächtigt zu werden.

ACHTUNG

Was Sie bei nötigen Impfungen beachten müssen

Bei Reisen in tropische Länder sind meistens einige Impfungen durchzuführen. Impfungen bei MS-Patienten sollten nicht während akuter Schübe oder Verschlimmerungen durchgeführt werden. Auch während einer Kortisontherapie sollte keine Impfung erfolgen.

Spezielle Reiseveranstalter

Es gibt zahlreiche Reiseveranstalter, die ihr Angebot speziell auf die Bedürfnisse von Menschen mit verschiedensten Behinderungen zuschneiden. Bei den im Folgenden gelisteten Adressen erhalten Sie entsprechende Kataloge bzw. allgemeine Informationen und Tipps für Reisende mit eingeschränkter Mobilität.

Deutsche Bahn
Service für mobilitätseingeschränkte Reisende
Tel.: 01805/51 25 12
www.bahn.de

Deutsches Kuratorium für Therapeutisches Reiten e. V.
Freiherr-von-Langen-Str. 8a
48231 Warendorf
Tel.: 02581/9 27 91 91
www.dkthr.de

Flughafen Frankfurt
Service für Reisende mit eingeschränkter Mobilität
Tel.: 01805/3 72 46 36
www.frankfurt-airport.de

Handicapped Reisen Deutschland
Urlaubsführer Deutschland für Rollstuhlfahrer sowie Zeitschrift für Rollstuhlfahrer/Behinderte
Handicapped-Kurier
FMG-Verlag
Postfach 2154
40644 Meerbusch
Tel.: 02159/81 56 22
www.fmg-verlag.de

Landesverband »Urlaub auf dem Bauernhof in Bayern« e. V.
Kaiser-Ludwig-Platz 2
80336 München
Tel.: 089/5 44 79 99 50
www.bauernhof-urlaub.com

NatKo – Nationale Koordinationsstelle Tourismus für Alle e. V.
Kötherhofstr. 4
55116 Mainz
Tel.: 06131/25 04 10
www.natko.de

Procap Reisen
Froburgstr. 4
CH-4600 Olten
Tel.: 0041 62/2 06 88 30
www.procap.ch

TUI-Spezialservice für Behinderte
Postfach 5949
30625 Hannover
Tel.: 0551/567 43 99

Unfallopfer-Hilfswerk
Postfach 2846
74018 Heilbronn
Tel.: 07131/62 95 52
www.unfallopfer.de

VdK-Reisedienst GmbH
Industriestr. 9
91555 Feuchtwangen
Tel.: 09852/6 13 00
www.vdk-reisedienst.de

Impfungen und MS

Da es nach Grippeerkrankungen vermehrt zu Schüben kommt, ist eine Grippeschutzimpfung für MS-Patienten grundsätzlich empfehlenswert, auch bei den Patienten, die eine immunmodulatorische Therapie erhalten. Grundsätzlich sollten Impfungen in einer stabilen Krankheitsphase außerhalb von Schüben und nicht während einer Kortisonbehandlung erfolgen.

Impfungen sind empfehlenswert gegen: Röteln, Tetanus, bei Bedarf gegen Cholera, Diphtherie, Hepatitis B. Gegen Polio sollte nur mit Todimpfstoff geimpft werden. Gegen Tollwut muss im Verdachtsfall geimpft werden, weil eine Tollwuterkrankung immer tödlich endet.

ACHTUNG

Vorsicht bei folgenden Impfungen

Eher nicht zu impfen ist gegen Polio mit Lebendimpfstoff. Nicht erforderlich sind Impfungen gegen Keuchhusten, Masern, Mumps und Pocken. Nach den neuesten Empfehlungen (Konsensus-Statement zur immunmodulatorischen Stufentherapie der MS) kann bei MS-Patienten eine Impfung gegen die Frühsommer-Meningoenzephalitis erfolgen vor Reisen in Gebiete, in denen diese Erkrankung häufig vorkommt.

Hilfsmittel für den Alltag

Im Folgenden stellen wir Ihnen einige Hilfsmittel vor, die Ihnen das Alltagsleben bei verschiedenen Behinderungen, die im Laufe einer MS-Erkrankung auftreten können, erleichtern. Einen Prospekt über verschiedene Anbieter von medizinisch-orthopädischen und medizintechnischen Hilfsmitteln erhalten Sie u. a. bei aws Agentur Werner Schneider, Tel.: 07243/536346

Ein langer Schuhlöffel ermöglicht das Schuhanziehen ohne Bücken. Es gibt bis zu 75 cm lange Ausführungen. Einige haben zwischen Verlängerungsstab und Schuhlöffel eine Stahlfeder.

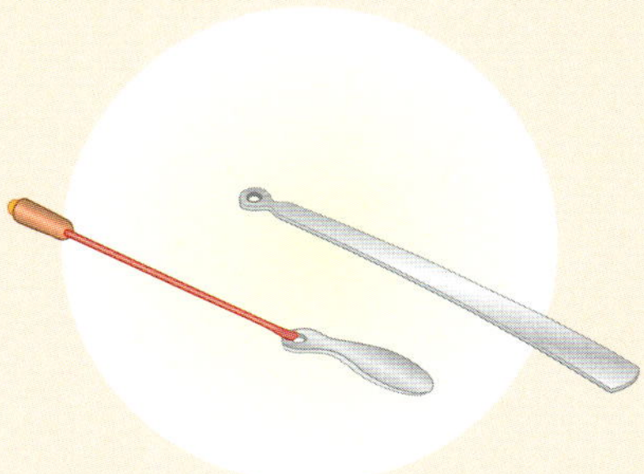

Ein »Stiefelknecht« macht das Bücken beim Schuhausziehen überflüssig. Man braucht nur den einen Schuh mit dem Absatz in die Rundung zu legen, während der andere Fuß das Gerät niederdrückt.

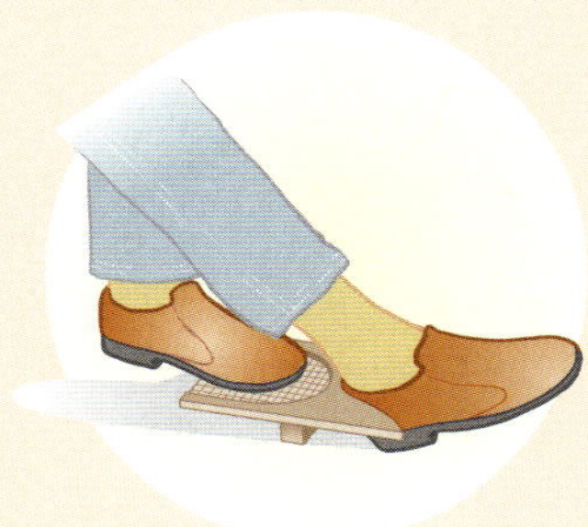

Ein elektrischer Schuhputzer mit Haltegriff ermöglicht das Putzen mit nur einer Hand. Manche Geräte haben mehrere verschiedene Zubehörteile, sodass man auch anderes damit polieren kann.

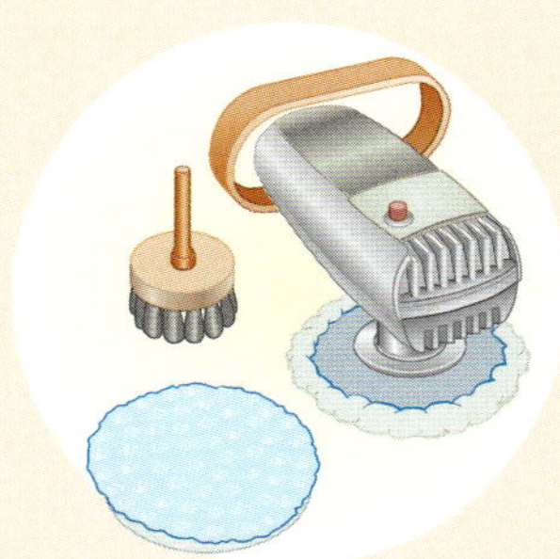

Hilfsmittel für den Alltag

Ein Reißverschluss lässt sich mithilfe eines Zuges viel leichter öffnen und schließen. Solche Teile kann man in einer Kurzwarenabteilung kaufen oder man findet im Hause etwas dafür Geeignetes.

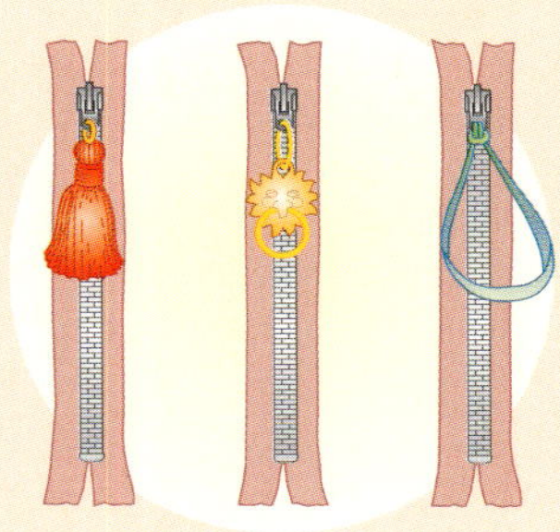

Die Hilfe im Bild kann zum Lesen und zum Schreiben im Liegen verwendet werden. Die senkrechte Haltestange wird am oberen Ende des Bettes befestigt. Die über dem Kopf schwenkbare Vorrichtung kann in jede gewünschte Position gedreht werden. Die Staffelei ist im Neigungswinkel vielfach verstellbar.

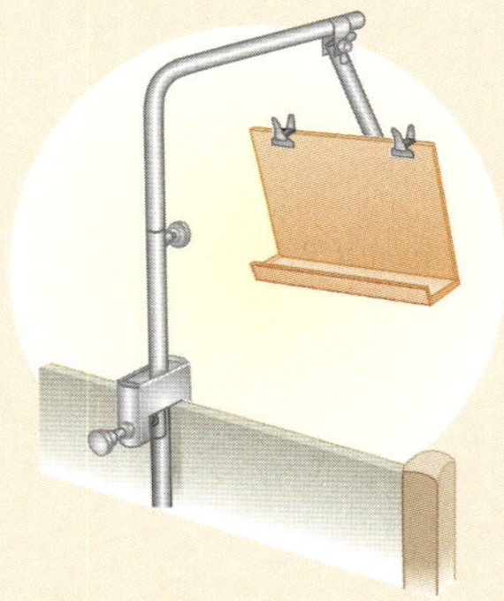

Zum Schreiben oder Zeichnen im Bett kann man einen Bett-Tisch aus Sperrholz mit Holz oder Aluminiumstützen herstellen.

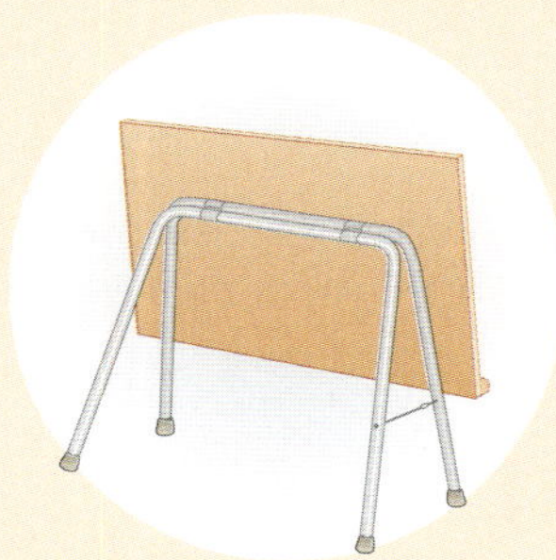

Hilfsmittel für den Alltag

Eine magnetische Schreibplatte kann aus einer rostfreien Stahlplatte, von Gummistücken gehalten, gefertigt werden.

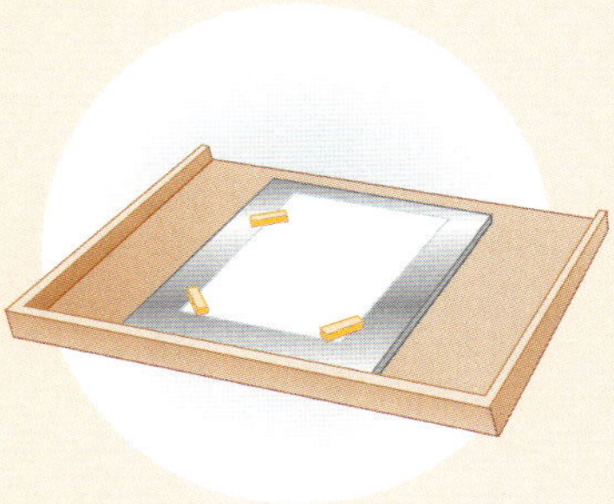

Ein glattes, keilförmiges Brett vor der PC-Tastatur kann eine gute Stütze für die Unterarme sein.

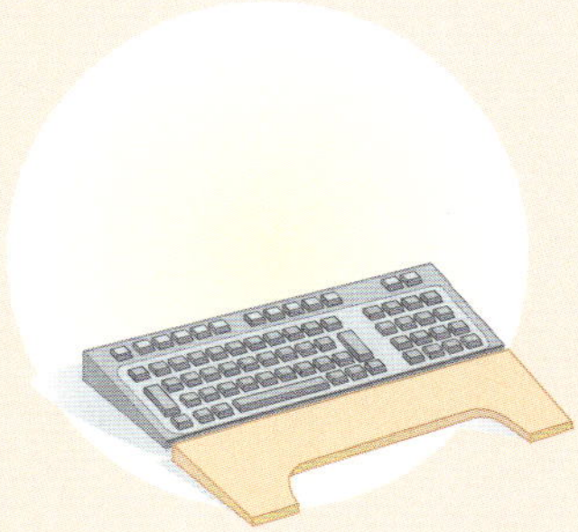

Ein Kugelschreiber mit einem Durchmesser von ca. 3 cm ist leicht zu halten und zu führen.

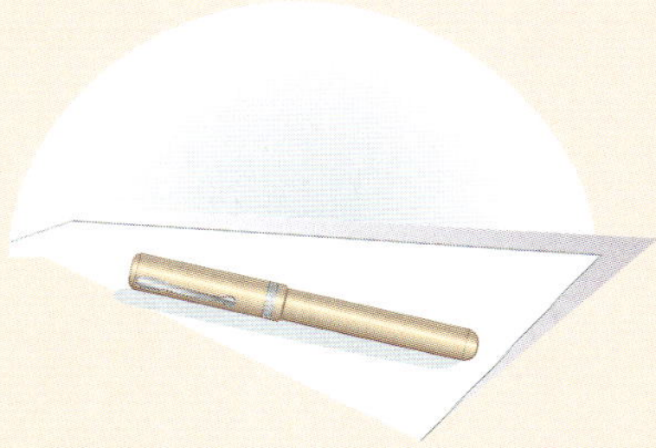

Hilfsmittel für den Alltag

Ein Lockenwickler aus Schaumgummi, den man auf einen Bleistift schiebt und mit Klebstreifen befestigt, erleichtert das Greifen.

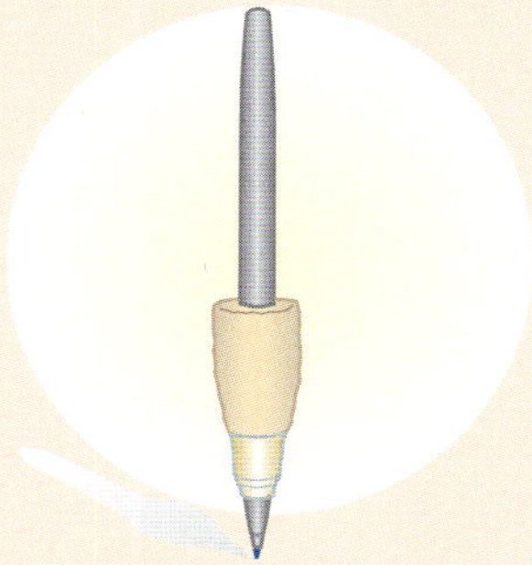

Man schafft eine große Oberfläche zum Greifen, wenn man den Kugelschreiber oder Bleistift durch einen Übungs-Golfball hindurchsteckt.

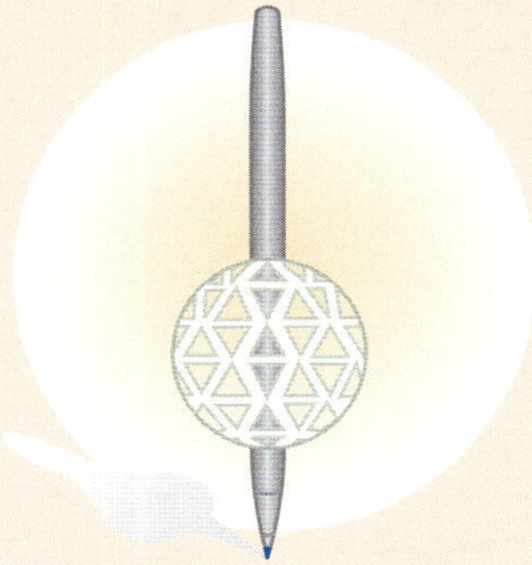

Ein geriffelter Gummischlauch, über ein Schreibgerät gestreift, verbessert das Festhalten.

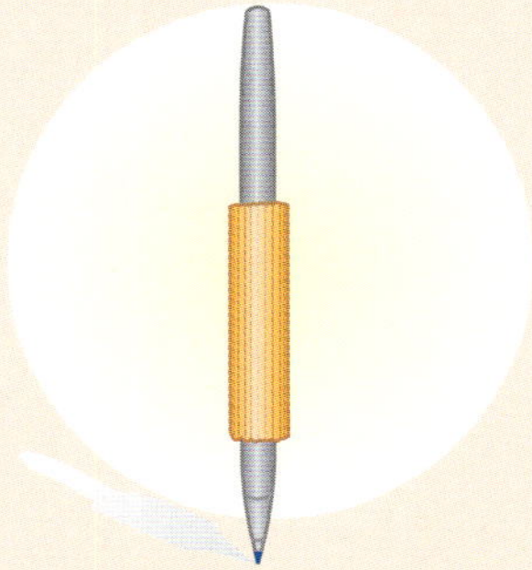

Hilfsmittel für den Alltag

Diese Schreibhilfe ist für Menschen mit stark eingeschränkter Greiffähigkeit bestimmt.

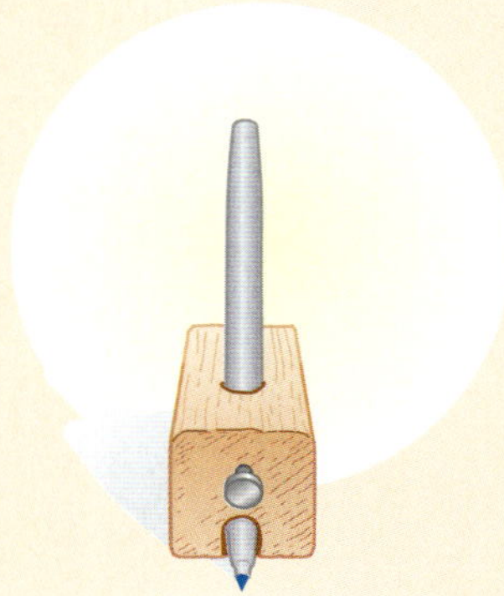

Es gibt verschiedene Typen von Bleistiftanspitzern, die es erleichtern, einen Bleistift mit nur einer Hand oder mit zwei schwachen Händen anzuspitzen. Der Anspitzer links oben haftet durch Ansaugen fest an jeder glatten Oberfläche.
Oft kann auch ein kleiner Anspitzer, in dem der Stift gedreht werden muss, mit nur einer Hand bedient werden, wenn man ihn an der Tischkante festklebt.

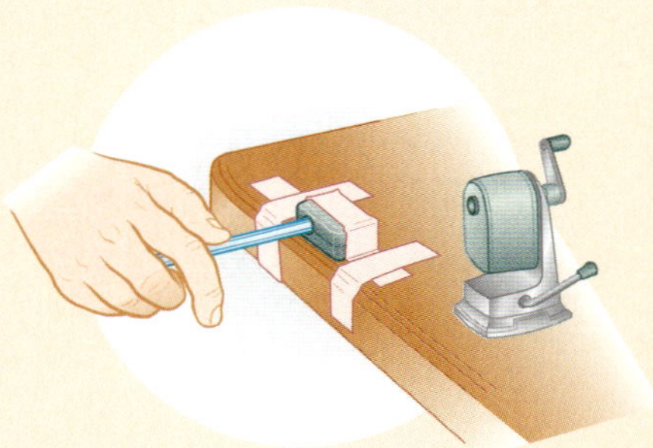

Ein batteriebetriebener Anspitzer arbeitet, wenn der Stift eingeführt und leicht angedrückt wird.

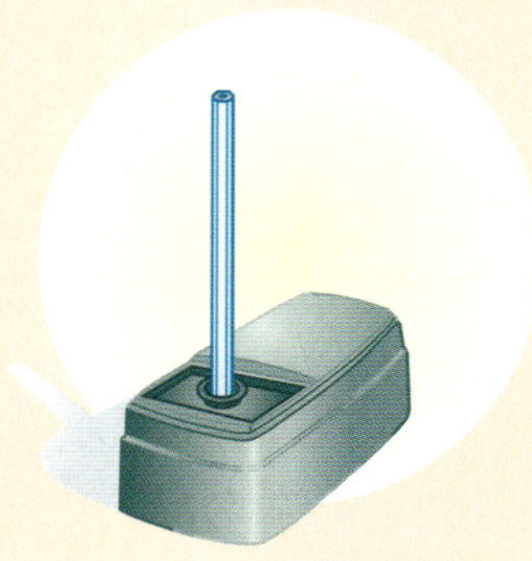

HILFSMITTEL

Hilfsmittel für den Alltag

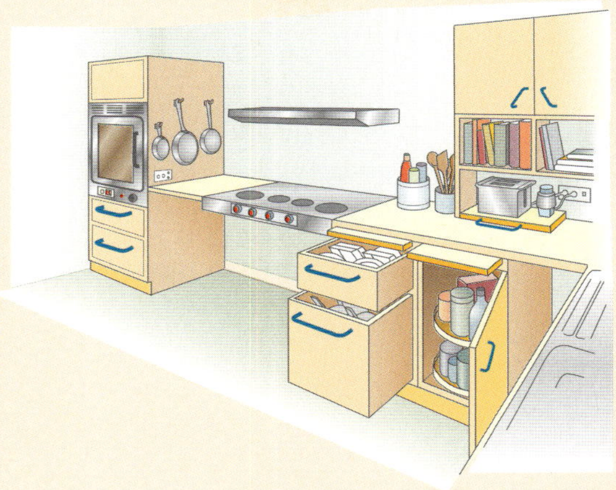

Diese Kochnische ist in vieler Hinsicht ideal eingerichtet, besonders für Rollstuhlfahrer. Die Tür des Backofens öffnet sich zur Seite. Zwischen Ofen und Herd, dessen Platten in einer Reihe nebeneinander liegen, befindet sich eine hitzebeständige Abstellfläche. Die Elektrogeräte stehen auf ausziehbaren Platten, wodurch die Tischfläche voll ausgenutzt wird.

Ein kleiner Elektrobackofen ist handlich, um kleine Kasserollen, Pasteten und Rouladen zu erhitzen und Brot zu toasten. Manche Apparate können auch zum Grillen von Fleisch verwendet werden.

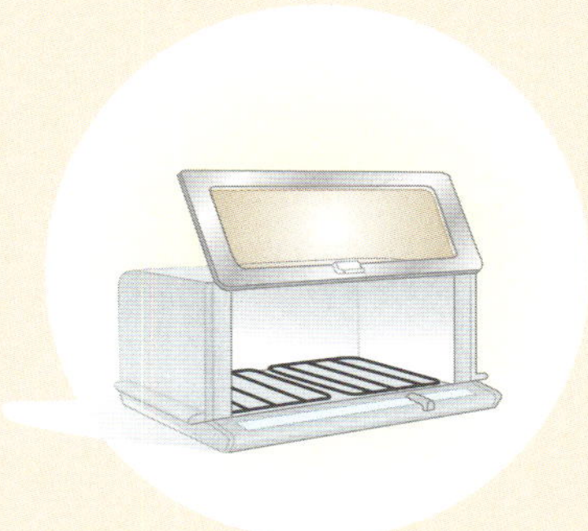

Eine Elektrobratpfanne kann man zum Backen, Braten, Schmoren und Erhitzen verwenden. In einigen Modellen kann man auch grillen.

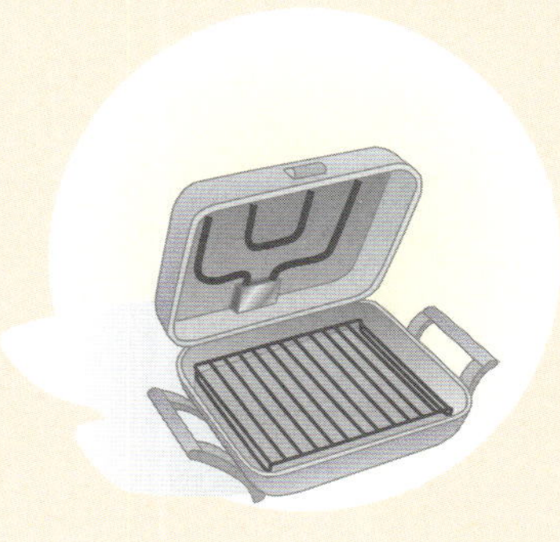

HILFSMITTEL

Hilfsmittel für den Alltag

Man braucht das Glas oder die Tasse nicht anzuheben, wenn man einen langen Trinkhalm aus Plastik benutzt, der durch eine am Rand befestigte Klammer gesteckt wird.

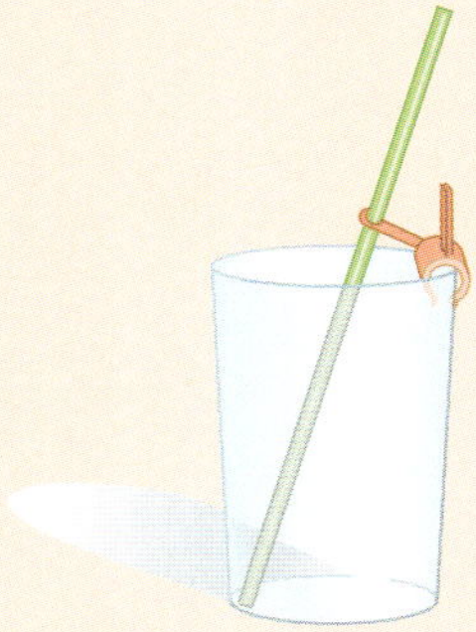

Ein Randerhöher, der sich an jedem Teller anbringen lässt, verhindert, dass Speise über den Tellerrand rutscht und schafft eine stabile Fläche, gegen die man mit dem Besteck stoßen kann.

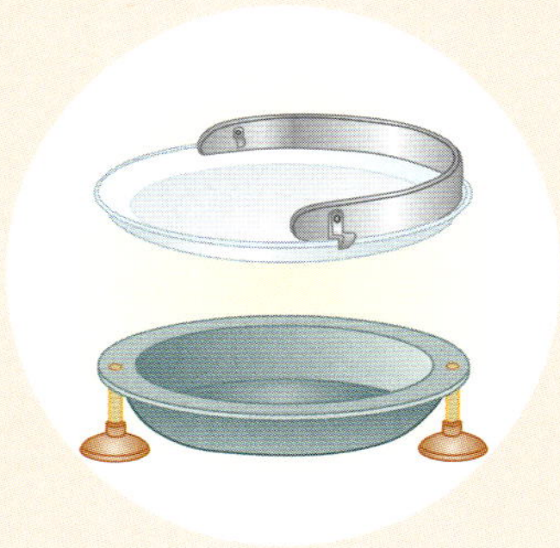

Dieser Plastikbecher kann nicht umfallen. Der Henkel ist sehr günstig für jemanden, der nicht gut zupacken oder festhalten kann.

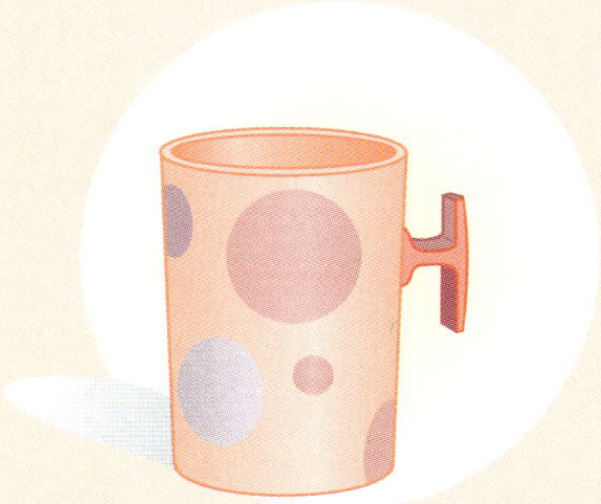

Hilfsmittel für den Alltag

Eine Gabel mit geschwungener seitlicher Schneide ist nicht sehr scharf. Mit einem Messer mit stark geschwungener Klinge kann man sogar zähes Fleisch mit nur einer Hand schneiden.

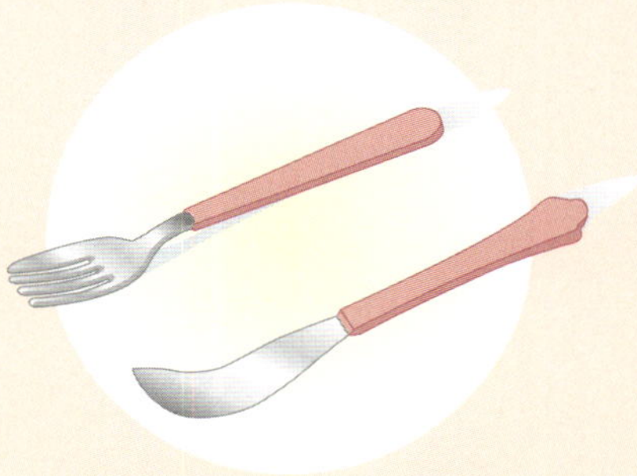

Teigrollen für den Gebrauch mit einer Hand sind im Fachhandel erhältlich. Es gibt sie in verschiedenen Ausführungen.

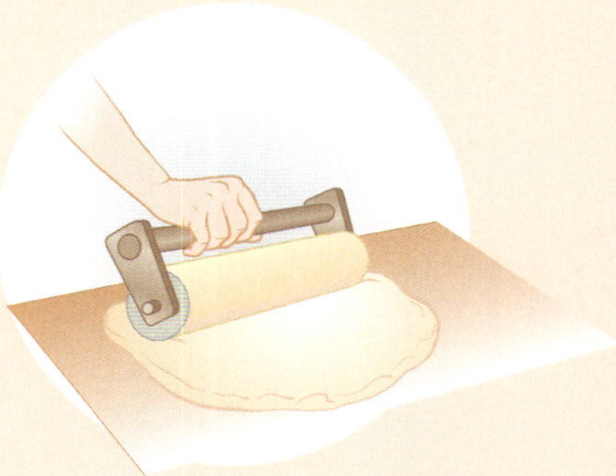

Der abnehmbare Rand einer Springform lässt sich leicht mit einer Hand öffnen, um den Kuchen herauszunehmen. Ausgerollten Teig faltet man zu Vierteln zusammen und kann ihn so mit einer Hand in die Backform übertragen.

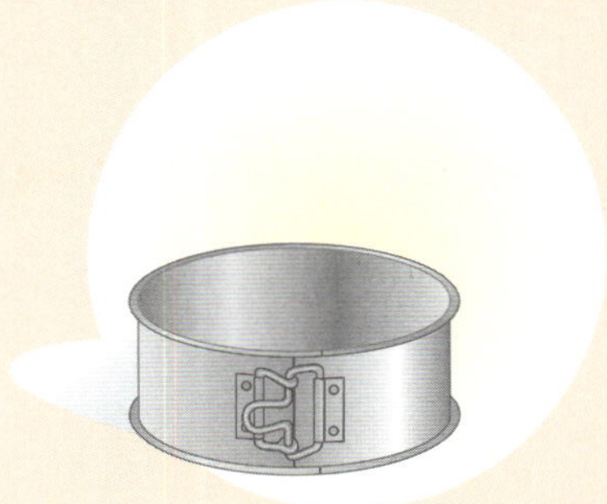

Hilfsmittel für den Alltag

Ein dreiwandiger Kasten auf einem Kugellager zwischen zwei Ständern ist eine einfache Hilfe zum Ausgießen von Flüssigkeiten. Die Flasche ruht auf dem Kasten, der sich leicht bewegen lässt.

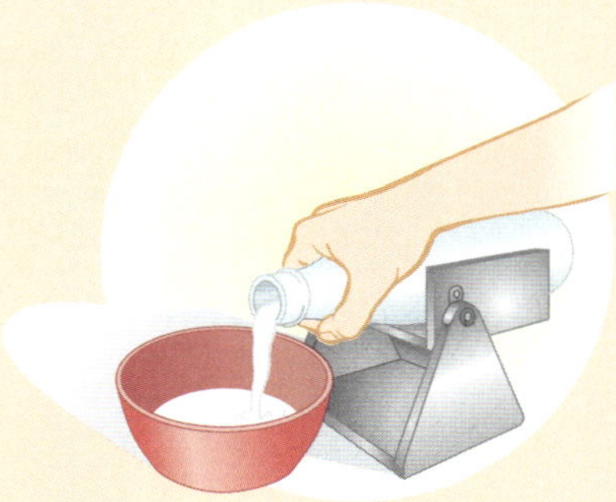

Ein Messgerät für Flüssigkeiten kontrolliert auf einfache Weise, wie viel Flüssigkeit ausgegossen wurde.

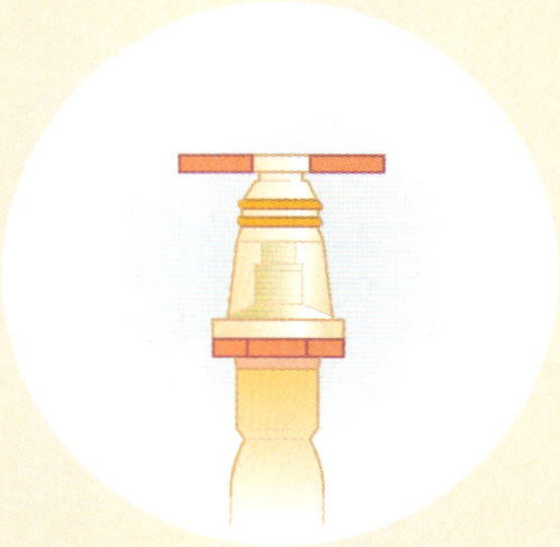

Zwei U-förmige Haltegriffe an der Wand hinter der Badewanne, einer senkrecht, der andere waagerecht angebracht, geben sicheren Halt und sind leicht zu erreichen.

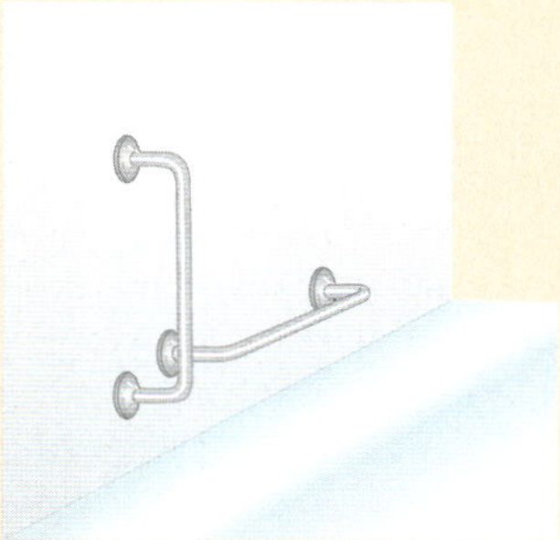

Hilfsmittel für den Alltag

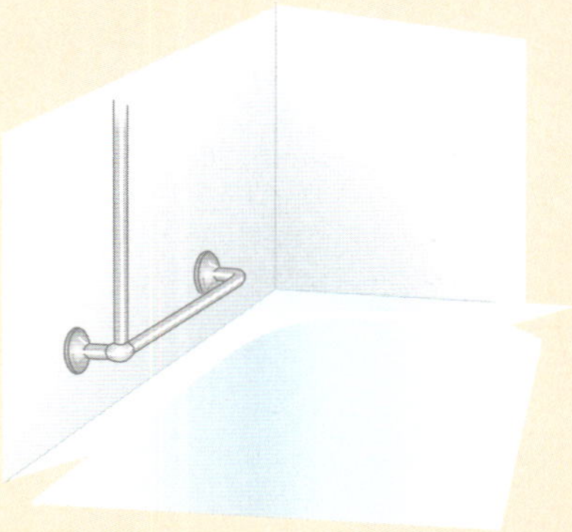

Eine L-förmige Stange in Höhe der Hände gibt dem ganzen Körper beim Ein- und Aussteigen und bei Veränderung der Lage Halt.

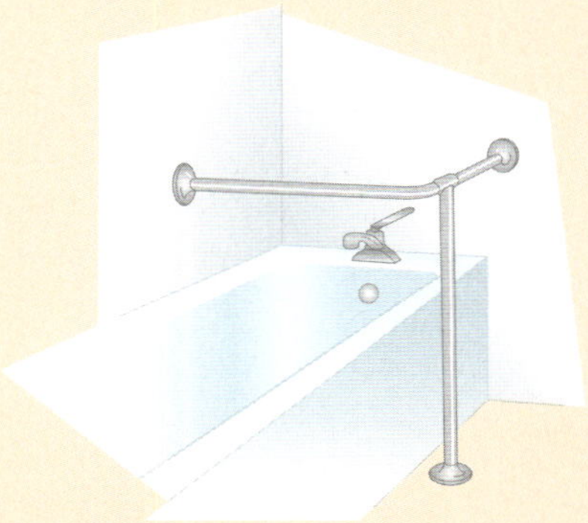

Eine J-förmige Stange ermöglicht es, sicher über den Wannenrand zu steigen und gibt beim Umdrehen und beim Duschen sicheren Halt.

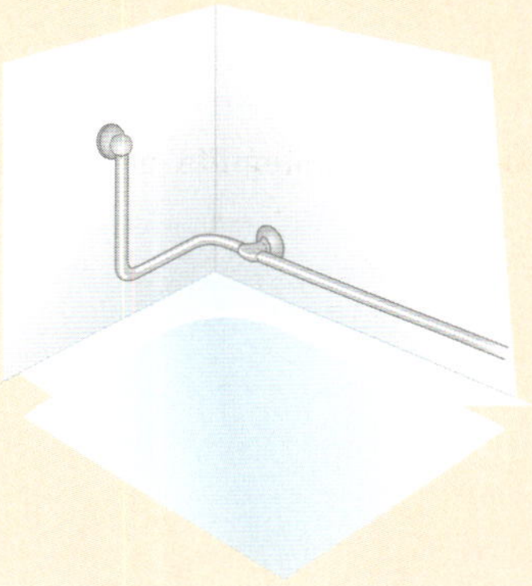

Eine erst senkrecht, dann waagerecht verlaufende Stange gibt Halt beim Besteigen und Verlassen der Wanne, bei Veränderung der Lage und hilft, im Sitzen das Gleichgewicht zu halten.

Hilfsmittel für den Alltag

Rutschfeste Gummiflecken sorgen für Sicherheit in der Bade- und Duschwanne.

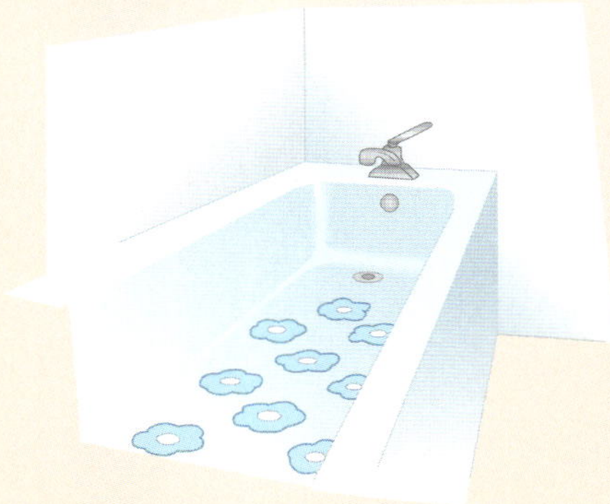

Wasserhähne mit einem einzigen Hebelgriff, der durch leichten Druck zu bedienen ist, gibt es in vielen verschiedenen Ausführungen.

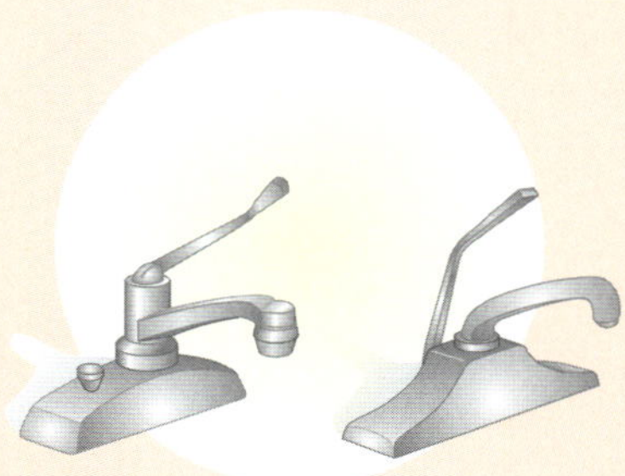

Ein in eine Tischplatte eingelassenes Waschbecken ermöglicht es, ungehindert anzukommen und sich aufzustützen.

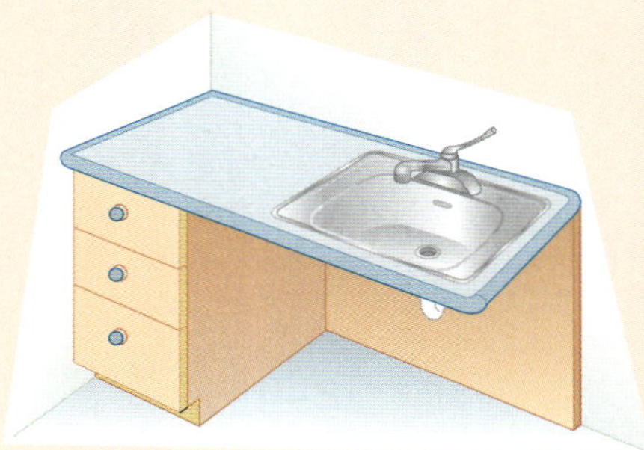

ZUSAMMENFASSUNG

Wie Sie den Alltag mit MS besser bewältigen können

Von Ihrer Erkrankung ist auch Ihre Familie betroffen. Da die Beeinträchtigung durch die MS-Erkrankung sehr wechselhaft sein kann, sind jeweilige Anpassungen und entsprechende Absprachen über Hilfestellungen nötig. Altersgerechte Aufklärung der Kinder über Ihre Erkrankung vermeidet Ängste, Schuldgefühle und Unsicherheiten der Kinder bezüglich der MS.

Sexuelle Probleme können einerseits unabhängig von der MS-Erkrankung auftreten (meist seelisch bedingt), andererseits auch durch krankheitsbedingte Veränderungen verursacht sein (z.B. fehlende Erektion, schmerzhafte Anspannung der Oberschenkelmuskulatur, vermindertes Empfindungsvermögen im Geschlechtsbereich). Wichtig ist, dass über die Beeinträchtigung offen gesprochen wird, um mögliche Hilfen zu erhalten.

Eine MS-Erkrankung schließt den Wunsch nach Kindern nicht aus. Ein akuter Schub sollte etwa ein Jahr vor Eintritt einer Schwangerschaft beendet sein. Es sollten aber im Vorfeld Vorsorgemaßnahmen getroffen werden, wer nach der Entbindung die junge Mutter unterstützen kann, damit es nicht zu körperlichen (nächtliches Aufstehen!) und psychischen Überbelastungen (ungewohnte, neue Situation) kommt. Im Wochenbett kann die Schubrate erhöht sein, weswegen unter Umständen neurologische Kontrollen erforderlich werden.

Bezüglich der Berufstätigkeit (Berufswahl, Umschulung, Berentung) sind immer individuelle Wünsche und Situationen zu berücksichtigen. Oft wird leider viel zu früh zu einer Berentung geraten, ohne dass Hilfsmittel zur Erleichterung der Arbeit, innerbetriebliche Umsetzung, vermehrte Ruhepausen oder Umschulungsmaßnahmen ausreichend ausgeschöpft werden.

Der Schwerbehindertenausweis kann – von wenigen Ausnahmen abgesehen – Vorteile bringen (Steuerfreibetrag, Kündigungsschutz usw.).

Auf Reisen – sofern finanzielle Mittel vorhanden – muss der MS-Kranke nicht verzichten, wenn er entsprechend seiner Behinderung auf die Bedingungen, die ihn am Urlaubsort erwarten, achtet. Einige Reiseveranstalter bieten ausdrücklich behindertengerechte Urlaubsquartiere an. Ein zu rascher Klimawechsel sollte gemieden werden. Wenn Ihre Beschwerden bei Hitze zunehmen, sollten Sie Urlaubsländer mit heißem Klima meiden.

Einige Impfungen sind für MS-Kranke empfehlenswert, von anderen muss abgeraten werden. Grundsätzlich sollten Impfungen in einer stabilen Krankheitsphase außerhalb von Schüben und nicht während einer Kortisonbehandlung erfolgen.

Es gibt zahlreiche Hilfsmittel, die Ihnen bei bestimmten Behinderungen das Leben erleichtern können.

Weitere Informationen

Selbsthilfegruppen und Kontaktstellen

Viele Patienten fürchten, nach dem Krankenhausaufenthalt isoliert und allein gelassen zu werden. Daher haben sich vielerorts MS-Patienten zusammengeschlossen und »Selbsthilfegruppen« gegründet. MS-Betroffene schließen sich zusammen, um ihr Schicksal gemeinsam zu meistern, sich als Betroffene gegenseitig zu beraten, Informationen auszutauschen, sich gegenseitig zu ermutigen, gemeinsame Aktivitäten (Veranstaltungen, Gesprächskreise, Sport, Freizeitgestaltung, Reisen) zu machen. Neben der gemeinsamen Erkrankung verbindet sie der Wunsch, ihre Situation, mit der MS zu leben, meistern zu wollen, und sie machen die Erfahrung, dass das gemeinsam besser geht.

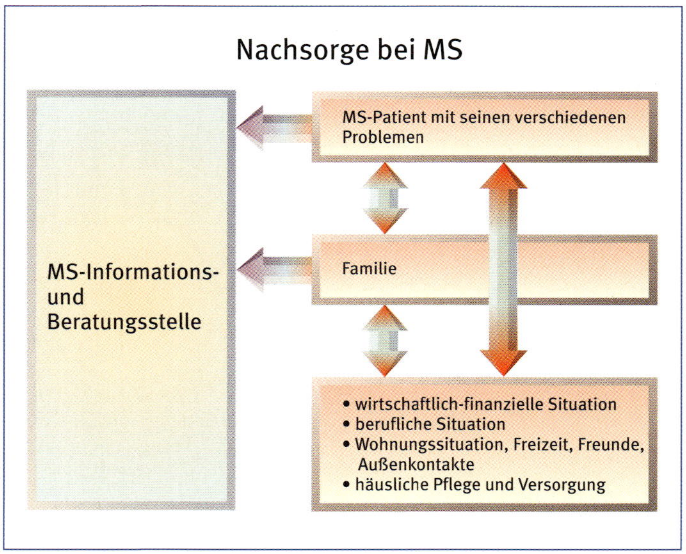

Wichtig ist jedoch, auf eine homogene Zusammensetzung der Gruppe zu achten, denn vielen Patienten mit einer Neuerkrankung ohne wesentliche körperliche Beeinträchtigung kann es unter Umständen Schwierigkeiten bereiten, mit Patienten mit schweren Krankheitsverläufen konfrontiert zu sein. Spezielle Gruppenangebote für Neuerkrankte werden aber auch angeboten.

Deutsche MS-Gesellschaft

Die Landesverbände der deutschen MS-Gesellschaft leisten eine große Hilfe: Regelmäßige Sprechstunden, soziale, juristische, psychologische und medizinische Beratungsmöglichkeiten, Beratung über Rehabilitationsmöglichkeiten, Vermittlung von MS-Spezialkliniken, Vermittlung von Pflegepersonal und Krankengymnastinnen und von Heimplätzen, Fortbildungsveranstaltungen für Patienten und Angehörige, Ehepaarseminare und Gruppenseminare sind nur einige Beispiele ihrer umfangreichen Angebote, die allerdings nicht alle überall zur Verfügung stehen. Letztlich bleibt es jedem MS-Patienten freigestellt, welche Hilfe er in Anspruch nehmen will. Über DMSG-Bundesverband erhalten Sie die Kontaktadressen der jeweiligen Landesverbände.

DMSG Bundesverband e. V.
Küsterstr. 8,
30519 Hannover
www.dmsg.de
Tel.: 05 11/96 83 40
E-Mail: dmsg@dmsg.de

Entsprechende Informationen für die Schweiz erhalten Sie über die Schweizerische Multiple Sklerose Gesellschaft

Josefstr. 129
CH-8031 Zürich
Tel.: (00 41) 0 43/4 44 43 43
E-Mail: info@multiplesklerose.ch
www. multiplesklerose.ch

Entsprechende Informationen für Österreich erhalten Sie über die MS-Gesellschaft Österreich

AKH Wien
Währinger Gürtel 18–20
A-1090 Wien
Tel.: (00 43) 01/40 40 00
www.msgoe.at

Landesgesellschaft Wien
Tel.: (00 43) 01/4 09 26 69
www.msges.at

Hilfreiche Internetadressen

www:dmsg.de
www.msif.org.de/Internationale MS-Gesellschaft

www.ms-allianz.de/Homepage von Selbsthilfegruppen

www.ms-network.com/serono Information für Patienten

www.ms-gateway.de/Schering MS-Information

Krankenhäuser für MS-Patienten

Vielfach kann es von Vorteil sein, bei einem notwendigen Krankenhausaufenthalt oder zur Anschlussheilbehandlung in ein Krankenhaus, das sich auch auf MS spezialisiert hat, zu gehen. Ob und wann dieses notwendig ist, entscheidet letztlich der Patient in Zusammenarbeit mit seinem betreuenden Arzt. Sie sollten sich in jedem Fall vor einem Klinikaufenthalt über die dortigen Therapiemöglichkeiten informieren (z. B. Krankengymnastik, Diät, medikamentöse Therapie).

Hinzuweisen ist noch, dass in einigen MS-Kliniken oft Patienten in fortgeschritteneren Stadien sind, sodass für Patienten mit leichten Behinderungen oft der Anblick schwer kranker MS-Patienten eine erhebliche Belastung darstellen kann. Für diesen Fall wäre es besser, nicht in eine Spezialklinik zu gehen. Abweichend von der ersten Auflage dieses Buches wollen wir an dieser Stelle keine Adressen nennen, da unserer eigenen Erfahrung nach und durch Hinweise der Leser die Kliniken uns zu unterschiedlich erscheinen und die angebotenen Leistungen einem ständigen Wechsel unterworfen sind.

Bücher zum Weiterlesen

Bauer, H. J., Kesselring, J.
Medizinische Rehabilitation und Nachsorge bei Multipler Sklerose
Urban & Fischer Verlag 1995

Bauer, H. J., Seidel, D.
MS-Ratgeber – Praktische Probleme der MS
Gustav-Fischer-Verlag, Stuttgart 1996

Bischof, Karen, Beer, Serafin
Auch kleine Schritte führen weiter
Haffmans Sachbuch, Zürich 2002

DMSG Aktiv – Mitteilungsblatt der DMSG
vierteljährliches Erscheinen
DMSG Bundesverband
Küsterstraße 8
30519 Hannover

Evers, Joseph
Die Evers Diät
Chancen bei MS, Diabetes und Stoffwechsel-Erkrankungen
Haug Verlag in MVS Medizinverlage Stuttgart 2002, 14,95 €

Hoffmann, Klaus, Ommerborn, Rainer
Studium trotz Behinderung. Ein Ratgeber
C. H. Beck Verlag, München 2001

Jemand, den Du kennst, hat Multiple Sklerose – Ein Buch für Familien (für Kinder von 8–15 Jahren) zu beziehen über
DMSG Bundesverband
Küsterstr, 8
30519 Hannover

Krämer, Günter, Besser, Roland.
Multiple Sklerose – Antworten auf die häufigsten Fragen
TRIAS Verlag in MVS Medizinverlage Stuttgart 2003, 19,95 €

Krämer, Günter
Multiple Sklerose von A-Z
TRIAS Verlag in MVS Medizinverlage Stuttgart 2004, 14,95 €

Maida, Eva
Multiple Sklerose – Was Ihnen jetzt hilft
TRIAS Verlag in MVS Medizinverlage Stuttgart 2005, 19,95 €

Pöhlau, Dieter
Gesund und bewusst essen bei Multipler Sklerose
TRIAS Verlag in MVS Medizinverlage Stuttgart 2003, 19,95 €

Riester, Martin
Pflegebedürftig!? Was nun? Ein Ratgeber für Pflegebedürftige, Angehörige und Helfer
ASANGER VERLAG, Heidelberg

Schapiro, Randell
Multiple Sklerose: Symptome aktiv lindern
TRIAS Verlag in MVS Medizinverlage Stuttgart 2004, 19,95 €

Steinlin, Egli
Physiotherapie bei Multipler Sklerose
Georg Thieme Verlag, Stuttgart 1998, 44,95 €

Erklärung der Fachwörter

A

Adduktorenspasmus	vermehrte Muskelanspannung in der Oberschenkelmuskulatur
After	Enddarm
Akne	Hauterkrankung, besonders im Gesicht
akustisch evozierte Potenziale	Reaktion des Gehirns auf Klicklaute
akut	schlagartig
Antazida	Medikamente, die die Salzsäure des Magens binden
Antibiotika	Medikamente, die die Erreger einer Entzündung abtöten
Antikörper	Abwehrstoffe
Antispastika	Medikamente gegen die krankhaft erhöhte Muskelanspannung
Ascorbinsäure	Vitamin C
ataktische Störung, Ataxie	Störungen des geordneten Zusammenwirkens von Muskelgruppen
atonisch	schlaff
Augenmuskelparese	Lähmung der Augenmuskeln
Autogenes Training	Entspannungsübung
Autopsie	Leichenschau
Axon	Nervenzellfortsätze, Nervenfaser

B

Bakterien	Erreger, die eine Entzündung hervorrufen können
Beckenboden-Elektromyogramm	Untersuchung der Muskulatur des Beckenbodens
Bronchitis	Entzündung der Atemwege

C

Cholesterin	Bestandteil tierischer Fette
chronisch	dauernd, fortschreitend
Computertomographie	spezielle Schicht-Röntgenuntersuchung des Gehirns
Coping	Umgang mit der Erkrankung, Krankheitsbewältigung

D

Degeneration	Untergang
Dekubitus	Druckgeschwür
Depressionen	traurige Verstimmungen
depressiv	traurig verstimmt
Diagnostik	Untersuchung
Dosierung	Menge der einzunehmenden Tabletten
Druckulzera	siehe Dekubitus
Dysarthrie	Sprachstörung

E

Ejakulation	Samenerguss
Elektroenzephalogramm	Hirnstromableitung
Erektion	Versteifung des Gliedes
Ergotherapie	Arbeits- und Beschäftigungstherapie

euphorische Stimmung	gehobene Stimmung

F

Fazialisparese	Gesichtslähmung
fixieren	genau ansehen, den Blick auf etwas richten

G

Gangataxie	Unsicherheit beim Gehen
Glatirameracetat	das Immunsystem verändernde Medikation

H

Harnverhalt	Urin bleibt in der Blase
Harnwegsinfekt	Entzündung der Harnwege
Hippotherapie	Reittherapie
Hirnstamm	Verbindung zwischen Gehirn und Rückenmark
Hydrotherapie	Bewegungsübungen im Wasser
Hypothesen	Vermutungen

I

Identitätsprobleme	Probleme um den Selbstwert
Immobilisation	Unbeweglichkeit
Immunglobulin G	bestimmte Eiweißkörper
Immunität	Abwehrlage
Immunmodulator	das Abwehrsystem verändernd
immunologisch	das Abwehrsystem betreffend
Immunsuppressiva	Medikamente, die die Abwehrreaktion unterdrücken
imperativer Harndrang	fordernder Harndrang
Inaktivität	unzureichende Bewegung
Infektion	Entzündung
Interferon-beta	körpereigener Abwehrstoff, auch das Immunsystem verändernde Medikation
intermittierend	zwischenzeitlich auftretend

K

katheterisieren	Einbringen eines Schlauches in die Harnblase
kausal	ursächlich
Kernspintomogramm	siehe NMR
Klysma, Klysmen	Plastikampullen mit Abführmitteln
kompensieren	ersetzen
Komplikationen	Folgeerkrankungen
Kontraindikation	Gegenanzeige
Koordinationsstörung	Störung, gezielte Bewegungen auszuführen
Kribbelparästhesien	Missempfindungen

L

Laxanzien	Abführmittel
Lokalanästhesie	örtliche Betäubung
Lumbalpunktion	Nervenwasseruntersuchung
Lungenembolie	Blutgerinnsel in der Lunge

M

Magnetstimulation	Antwort der Muskeln auf einen Magnetreiz
sich manifestieren	klinisch zum Vorschein kommen
manuell	mit der Hand
Mitoxantron	Zytostatikum – Medikament aus der Gruppe der Zytostatika

motorisch	die Bewegung betreffend
MRT, magnetische Resonanztomographie	spezielle Untersuchung mit Magnetfeldern
multifaktoriell	mehrere Faktoren kommen zusammen
multipel	vielfach
Muskeltonus	Muskelanspannung
Myelin	Isolierschicht um die Nervenfasern des Gehirns und Rückenmarks

N

Nekrose	abgestorbenes Hautgewebe
Nystagmus	Augenzittern

O

Obstipation	Verstopfung
oligoklonale Bande	besondere Untereinheit eines Eiweißkörpers vom Immunglobulin G-Typ
Optikusneuritis	Sehnerventzündung
oral	mit dem Mund
Orgasmus	Höhepunkt
Osteoporose	Verminderung des Knochengewebes

P

Parese	Lähmung
pathologisch	krankhaft
peridurale Anästhesie	Narkose, bei der die Nervenwurzeln umspritzt werden, ohne Eröffnung des Nervenwasserraumes
periventrikulär	in der Nähe der Gehirnkammern (Ventrikel)
Pneumonie	Lungenentzündung
postpunktionelle Kopfschmerzen	Kopfschmerzen, die nach einer Nervenwasserentnahme auftreten können
Prognose	vorhersehbare Entwicklung
Progression	Verschlechterung
Prophylaxe	Vorbeugung
Protein	Eiweiß
psychisch	seelisch

R

reagieren	antworten, kämpfen
Remission	Rückbildung von Beschwerden
Restharn	in der Blase verbleibender Urin
retrograd	rückläufig
Rezidiv	Wiederauftreten von Krankheitszeichen
Rumpfataxie	Unsicherheit beim Sitzen

S

skandierend	angesetzt, abgehackt
Sklerose	hartes Bindegewebe
sozial isolieren	von der Umwelt abschneiden
Spastik	krankhaft erhöhte Muskelanspannung
spastisch	angespannt
Spinalanästhesie	Narkose, bei der der Nervenwasserraum eröffnet wird
stabil	gefestigt
Statistik	zahlenmäßige Erfassung
stereotaktische Hirnoperation	Hirnoperation mittels kleiner Bohrlöcher und feiner, nadelähnlicher Operationsinstrumente
steril	keimfrei
Stimulation	Anregung

subkutan	unter die Haut
supprimieren	unterdrücken
suprapubische Drainage	Ableitung des Urins durch einen in die Blase gelegten Schlauch
Symptom	Beschwerde, Krankheitszeichen

T

Theorien	Überlegungen
Therapie	Behandlung
Thrombosen	Blutgerinnsel
Trauma	Unfall
Tremor	Zittern
Trigeminusneuralgie	Schmerzattacken im Gesicht

U

Urininkontinenz	unfreiwilliger Urinabgang
Urinkultur	Urinuntersuchung auf Keime und Bestimmung der wirksamen Medikamente gegen die Keime

V

Vibrationsempfindung	Wahrnehmung der Schwingungen einer Stimmgabel
visuell evozierte Potenziale	Reaktionen des Gehirns auf Lichtreize

Stichwortverzeichnis

Stichwortverzeichnis

Bibliografische Information der Deutschen Bibliothek
Die Deutsche Bibliothek verzeichnet diese Publikation in der Deutschen Nationalbibliografie; detaillierte bibliografische Daten sind im Internet über http://dnb.ddb.de abrufbar

Programmplanung:
Uta Spieldiener

Lektorat:
Dipl.-Biol. Anne Bleick

Umschlaggestaltung:
Cyclus · Visuelle Kommunikation, Stuttgart

Umschlagfoto: Loenicker
Die abgebildeten Personen haben in keiner Weise etwas mit der Krankheit zu tun.
Abbildungen: Archiv der Thieme Verlagsgruppe

Textzeichnungen:
Viorel Constantinescu

1.–3. Auflage Wander Pharm, München
4.-7. Auflage Blackwell Verlag, Berlin

Medizinverlage Stuttgart GmbH & Co. KG
Oswald-Hesse-Str. 50
70469 Stuttgart
Printed in Germany

Satz: Fotosatz H. Buck, Kumhausen
Druck: Westermann Druck Zwickau GmbH
Gedruckt auf chlorfrei gebleichtem Papier

ISBN 3-8304-3235-6 1 2 3 4 5 6

UNSER LESER-SERVICE FÜR SIE

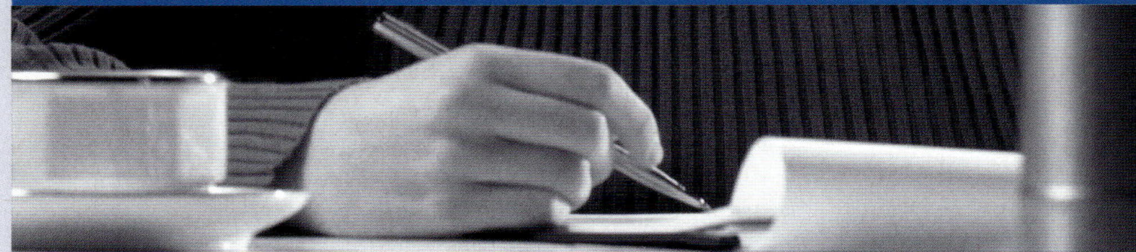

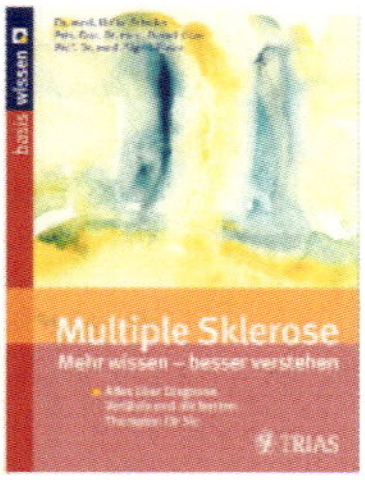

Liebe Leserin, lieber Leser,

wir freuen uns, dass wir Ihnen mit diesem Buch weiterhelfen konnten. Fragen zum Inhalt dieses Buches leiten wir gern an die Autorin oder den Autor weiter.

Auch Anregungen und Fragen zu unserem Programm wie auch Ihre Kritik sind uns herzlich willkommen!

Denn: **Ihre Meinung zählt.**
Deshalb zögern Sie nicht – schreiben Sie uns!

Ihre

Uta Spieldiener

- Adresse: Lektorat TRIAS Verlag
  Postfach 30 05 04
  70445 Stuttgart
- E-Mail Leserservice: heike.bacher@medizinverlage.de
- Fax: 0711-8931-748